面向人民健康
提升健康素养

相约健康百科丛书

康养康复系列

心血管疾病康复怎么办

主编 刘遂心 吴永健

人民卫生出版社
·北京·

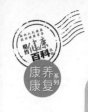

本书编委会

陈竺院士
说健康

总　序

　　人民健康是现代化最重要的指标之一，也是人民幸福生活的基础。党的二十大报告明确到 2035 年建成健康中国。社会各界，尤其是全国医疗卫生工作者，要坚持以人民为中心的发展思想，把保障人民健康放在优先发展的战略位置，加快推进健康中国建设，全方位全周期保障人民健康，为实现"两个一百年"奋斗目标、实现中华民族伟大复兴的中国梦打下坚实的健康基础，为共建人类卫生健康共同体作出应有的贡献。

　　为助力健康中国建设，提升人民健康素养，人民卫生出版社（以下简称"人卫社"）联合相关学（协）会、平台、媒体共同策划，整合各方优势、创新传播途径，打造高质量的纸数融合立体化传播健康知识普及出版物《相约健康百科丛书》（以下简称"丛书"）。丛书通过图书、新媒体、互联网平台等全媒体，努力为人民群众提供全生命周期的健康知识服务。在深入了解丛书的策划方案、组织管理和工作安排后，我欣然接受了邀请，担任丛书专家指导委员会主任委员，主要基于以下考虑。

　　建设健康中国，人人享有健康。党的十八大以来，以习近平同志为核心的党中央一直高度重视、持续推动健康中国建设。2016 年党中央、国务院印发的《"健康中国 2030"规划纲要》指出，推进健康中国建设，是全面建成小康社会、基本实现社会主义现代化的重要基础，是全面提升中华民族健康素质、实现人民健康与经济社会协调发展的国家战略。健康中国的主题是"共建共享、全民健康"，共建共享是基本路径，

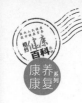

全民健康是根本目的。人人参与、人人尽力、人人享有，实现全民健康，需要全社会共同努力。党的二十大对新时代新征程上推进健康中国建设作出新的战略部署，赋予了新的任务使命，提出"把保障人民健康放在优先发展的战略位置，完善人民健康促进政策"。丛书建设抓住了健康中国建设的核心要义。

提升健康素养，需要终身学习。健康素养是人的一种能力：它能够帮助个人获取和理解基本的健康信息和服务，并能运用其作出正确的判断和决定，以维持并促进自己的健康。2008 年 1 月，卫生部发布《中国公民健康素养——基本知识与技能（试行）》，首次以政府文件的形式界定了居民健康素养，我很高兴签发了这份文件。此后，我持续关注该工作的进展和成效。经过多年的不懈努力，我国健康素养促进工作蓬勃发展，居民健康素养水平从 2009 年的 6.48% 上升至 2021 年的 25.4%，人民健康状况和基本医疗卫生服务的公平性、可及性持续改善，主要健康指标居于中高收入国家前列，为以中国式现代化全面推进中华民族伟大复兴奠定了坚实的健康基础。健康素养需要持续地学习和养成，丛书正是致力于此。

健康第一责任人，是我们自己。2019 年 12 月，十三届全国人大常委会第十五次会议通过了《中华人民共和国基本医疗卫生与健康促进法》，该法第六十九条提出"公民是自己健康的第一责任人，树立和践行对自己健康负责的健康管理理念，主动学习健康知识，提高健康素养，加强健康管理。倡导家庭成员相互关爱，形成符合自身和家庭特点的健康生活方式。"从国家法律到健康中国战略，都强调每个人是自己健康的第一责任人。只有人人都具备了良好的健康素养，成为自己健康的第一责任人，健康中国才有了最坚实的基础。丛书始终秉持了这一理念，能够切实帮助读者承担起自己的健康责任。

接受丛书编著邀请后，我多次听取了丛书工作委员会和人卫社的汇报，提出了一些建议，并录制了"院士说健康"视频。我很高兴能以此项工作为依托，为人民健康多做些有意义的工作。丛书工作委员会和人卫社的同仁们一致认为，这件事做好了，对提高国民特别是青少年健康素养意义重大！

2022年11月，在丛书启动会议上，我提出丛书建设要做到心系于民、科学严谨、质量第一、无私奉献四点希望。2023年9月，丛书"健康一生系列"正式出版！丛书建设者们高度负责、团结协作，严谨、创新、务实地推进丛书建设，让我对丛书即将发挥的作用充满了信心，也对健康科普工作有了更多的思考。

一是健康科普工作需把社会责任放在首位。丛书为做好顶层设计，邀请一批院士担任专家指导委员会的成员。院士们的本职工作非常繁忙，但他们仍以极高的热情投入丛书建设中，指导把关、录制视频，担任健康代言人，身体力行地参与健康科普工作。全国广大医务工作者也要积极行动起来，把社会责任放在首位，践行习近平总书记提出的"科技创新、科学普及是实现创新发展的两翼"之工作要求，把健康科学普及放在与医药科技创新同等重要的位置，防治并重，守护人民健康。

二是健康科普工作应始终心系于民。健康科普需要找准人民群众普遍关心的健康问题，有针对性地开展工作，方能事半功倍。丛书每一个系列都将开展健康问题征集活动，"健康一生系列"收集了两万余个来自大众的健康问题，说明人民群众的健康需求是旺盛的，对专家解答是企盼的。丛书组织专家对这些问题进行了认真的整理、分析和解答，并在正式出版前后组织群众试读活动，以不断改进工作，提升质量，满足人民健康需求，这些都是服务于民的重要体现。丛书更是积极尝试应用新

技术新方法，为科普传播模式创新赋能，强化场景化应用，努力探索克服健康科普"知易行难"这个最大的难题。

三是健康科普工作须坚持高质量原则。高质量发展是中国式现代化的本质要求之一。健康科普工作事关人民健康，须遵从"人民至上、生命至上"的理念，把质量放在最重要的位置，以人民群众喜闻乐见的方式，传递科学的、权威的、通俗易懂的健康知识，要在健康科普工作中塑造尊重科学、学习科学、践行科学之风，让"伪科学""健康谣言""假专家"无处遁形。丛书工作委员会、各编委会坚持了这一原则，将质量要求落实到每一个环节。

四是健康科普工作要注重创新。不同的时代，健康需求发生着变化，健康科普方式也应与时俱进，才能做到精准、有效。丛书建设模式创新也是耳目一新，比如立足不同的应用场景，面向未来健康需求的无限可能，设计了"1+N"的丛书系列开放体系，成熟一个系列就开发一个；充分发挥专业学（协）会和权威专家作用，对每个系列的分册构建进行充分研讨，提出要从健康科普"读者视角"着眼，构建具有中国特色的国民健康知识体系；精心设计各分册内容结构和具有中华民族特色的系列 IP 形象；针对人民接受健康知识的主要渠道从纸媒向互联网转移的特点，设计纸数融合图书与在线健康知识问答库结合，文字、图片、视频、动画等联动的全媒体传播模式，全方位、全媒体、全生命周期服务人民健康等。

五是健康科普工作需要高水平人才队伍。人才是所有事业的第一资源。丛书除自身的出版传播外，着眼于健康中国建设大局，建立编写团队组建、遴选与培养的系列流程，开展了编写过程和团队建设研究，组建来自全国，老、中、青结合的高水平编者团队，且每个分册都通过编写过程的管理努力提升作者的健康科普能力。这项工作非常有意义。希望未来，越来越多的卫生健康工作者能以高度的社会责任感、职业使命感，以无私奉献的精神参与到健康科普工作中，以更多更好的健康科普精品，服务人民健康。

衷心希望，通过驰而不息的建设，丛书能让健康中国、健康素养、健康第一责任人的理念深入人心，并转化为建设健康中国的重要动力，成为国民追求和促进健康的重要支撑。

衷心希望，能以大型健康科普精品丛书为依托，培养一支高水平的健康科普作者队伍，增强文化自信的建设力量，从而更好地为中华民族现代文明贡献健康力量。

衷心希望，读者朋友们积极行动起来，认真汲取《相约健康百科丛书》中的健康知识，把它们运用到自己的生活里，让自己更健康，也为健康中国建设作出每个公民的贡献！

中国红十字会会长

中国科学院院士

丛书专家指导委员会主任委员

2023 年 7 月

相约健康百科丛书

出版说明

　　健康是幸福生活最重要的指标，健康是 1，其他是后面的 0，没有 1，再多的 0 也没有意义。提升健康素养，是提高全民健康水平最根本、最经济、最有效的措施之一。党的二十大报告要求，加强国家科普能力建设，深化全民阅读活动。习近平总书记指出，科技创新、科学普及是实现创新发展的两翼，要把科学普及放在与科技创新同等重要的位置。在这一重要指示精神的指引下，人民卫生出版社（以下简称"人卫社"）努力探索让科学普及这"一翼"变得与科技创新同样强大，进而助力创新型国家建设。经过深入调研，团结广大医学科学家、健康传播专家、学（协）会、媒体、平台，共同策划出版《相约健康百科丛书》（以下简称"丛书"）。

　　为了帮助读者更好地了解和使用丛书，特将出版相关情况说明如下。

一、丛书建设目标

　　丛书努力实现五个建设目标，即：高质量出版健康科普精品，培养优秀的健康科普团队，创新数字赋能传播模式，打造知识共建共享平台，最终提升国民健康素养，服务健康中国行动落实和中华民族现代文明建设。

二、丛书体系构建

　　1. 丛书各系列分册设计遵从人民至上的理念，突出读者健康需求和

视角。各系列的分册设计经过多轮专家论证、读者健康需求调研，形成从读者需求入手进行分册设计的共识，更好地与读者形成共鸣，让读者愿意读、喜欢读，并能转化为自身健康生活方式和行为。

比如，丛书第一个系列"健康一生系列"，既不按医学学科分类，也不按人体系统分类，更不按病种分类，而是围绕每个人在日常生活中会遇到的健康相关问题和挑战分类。这个系列分别针对健康理念养成，到人生面临的生、老、病问题，再到每天一睁眼要面对的食、动、睡问题，最后到更高层次的养、乐、美问题，共设立 10 个分册，分别是《健康每一天》《健康始于孕育》《守护老年健康》《对疾病说不》《饮食的健康密码》《运动的健康密码》《睡眠的健康密码》《中医养生智慧》《快乐的健康密码》和《美丽的健康密码》。

2. 丛书努力构建从健康知识普及到健康行为指导的全生命周期全媒体的健康知识服务体系。依靠权威学（协）会和专家的反复多次研究论证，从读者的健康需求出发，丛书构建了"1+N"系列开放体系，即以"健康一生系列"为"1"；以不同人群、不同场景的不同健康需求或面临的挑战为"N"，成熟一个系列就开发一个系列。"主动健康系列""应急急救系列""就医问药系列""康养康复系列"，以及其他系列将在"十四五"期间陆续启动和出版。

3. 丛书建设有力贯彻落实"两翼论"精神，推动健康科普高质量创新发展。丛书除自身的出版传播外，还建立编写团队组建、遴选与培养的系列流程，开展了编写过程和团队建设研究，组建来自全国，老、中、青结合的高水平编者团队，并通过编写过程的管理努力提升作者的健康科普能力。丛书建设部分相关内容还努力申报了国家"十四五"主动健康和人口老龄化科技应对重点专项；以"《相约健康百科丛书》策划出版为基础探索全方位、立体化大众科普类图书出版新模式"为题，成功获得人卫研究院创新发展研究项目支持。

三、丛书创新特色

1. 体现科学性、权威性、严谨性。为做好丛书的顶层设计、项目实施和编写出版工作，保障科学性，成立丛书专家指导委员会、工作委员会和各分册编委会。

第十二届、十三届全国人大常委会副委员长，中国红十字会会长陈竺院士担任丛书专家指导委员会主任委员，国家卫生健康委员会副主任李斌、中国计划生育协会常务副会长于学军、中华预防医学会名誉会长王陇德院士、中国健康促进基金会荣誉理事长白书忠等担任副主任委员，三十余位院士应邀担任委员。专家们积极做好丛书顶层设计、指导把关工作，录制"院士说健康"视频，审阅书稿，甚至承担具体编写工作……他们率先垂范，以极高的社会责任感投入健康科普工作，为全国医务工作者参与健康科普工作树立了榜样。

人民卫生出版社、中国健康促进基金会、中国计划生育协会、中华预防医学会、中国科普研究所、全国科学技术名词审定委员会、健康报社、新华网客户端《新华大健康》等机构负责健康科普工作的领导和专家组成了丛书工作委员会，并成立了丛书工作组，形成每周例会、专题会、组建专班等工作机制，确保丛书建设的严谨性和高质量推进。

各系列各分册编委会均由相关学（协）会、医学院校、研究机构等领域具有卓越影响力的专家组成。专家们面对公众健康需求迫切，但优秀科普作品供给不足、科普内容良莠不齐的局面，均以极大的热忱投入丛书建设与编写工作中，召开编写会、审稿会、定稿会等各类会议，对架构反复研究，对内容精益求精，对表达字斟句酌，为丛书的科学性、

权威性和严谨性提供了可靠保证。

2. 彰显时代性、人民性、创新性。习近平总书记在文化传承发展座谈会上发表重要讲话，强调"在新的起点上继续推动文化繁荣、建设文化强国、建设中华民族现代文明，是我们在新时代新的文化使命"。丛书以"同中国具体实际相结合、同中华优秀传统文化相结合"理念为指导，彰显时代性、人民性、创新性。

丛书高度重视调查研究工作，各个系列都会开展面向全社会的问题征集活动，并将征集到的问题融入各个分册。此外，在正式出版前后都专门开展试读工作，以了解读者的真实感受，不断调整、优化工作思路和方法，实现内容"来自人民，根植人民，服务人民"。

在丛书整体设计和 IP 形象设计中，力求用中国元素讲好中国健康科普故事。丛书在全程管理方面始终坚持创新，在书稿撰写阶段，即采用人卫投审稿平台数字化编写方式，从源头实现"纸数融合"。在图书编写过程中，同步建设在线知识问答库。在图书出版后，实现纸媒、电子书、音频、视频同步传播，为不同人群的不同健康需求提供全媒体健康知识服务。

3. 突显全媒性、场景性、互动性。丛书采取纸电同步方式出版，读者可通过数字终端设备，如电脑、手机等进行阅读或"听书"；同时推出配套数字平台服务，读者可通过图书配套数字平台搜索健康知识，平台将通过文字、语音、直播等形式与读者互动。此外，丛书通过对内容的数字化、结构化、标引化，建立与健康场景化语词的映射关系，构建场景化知识图谱，利用人们接触的各类健康数字产品，精准地将健康知识推送至需求者的即时应用现场，努力探索克服健康科普"知易行难"这个最大的难题。

四、丛书的读者对象、内容设计和使用方法

参照《中国公民健康素养 66 条》锁定的目标人群，丛书读者对象定为接受九年义务教育及具备以上文化水平的人群，采用问答形式编写，重点选择大众日常生活中"应知道""想知道""不知道"和"怎么办"的问题。丛书重在解决"怎么办"，突出可操作性，架起大众对"预防为主"和"一般健康问题"从"为什么"到"怎么办"的桥梁，助力从"以治病为中心"向"以健康为中心"转变。

丛书是一套适合普通家庭阅读、查阅和收藏的健康科普书，覆盖日常生活中会遇到的常见健康问题。日常阅读，可以有效提升健康素养；遇到健康问题时查阅对应内容，可以达到答疑解惑、排忧解难的目的。此外，丛书还配有丰富的富媒体资源，扫码观看视频即可接收来自专家针对具体健康问题的进一步讲解。

《庄子·内篇·养生主》提醒我们："吾生也有涯，而知也无涯，以有涯随无涯，殆已！"如何有效地让无穷的医学知识转化为有限的健康素养，远远不止"授人以渔"这么简单，这需要以大型健康科普精品出版物为依托，培养一支高水平的健康科普作者队伍；需要积极推进相关领域教育、科技、人才三位一体发展，大力弘扬科学精神和科学家精神；还需要社会各界积极融健康入万策，并在此基础上努力建设健康科学文化，增强文化自信的建设力量，从而更好地为中华民族现代文明建设贡献健康力量。

衷心感谢丛书建设者们和读者们的大力支持，让我们共同努力，为健康中国建设和中华民族现代文明建设作出力所能及的贡献。

丛书工作委员会

2023 年 7 月

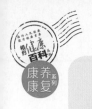

前　言

　　目前，心血管疾病仍是危害我国人民健康的头号杀手。随着医学科技的快速发展（如介入治疗），心血管疾病的抢救成功率大幅度提升，但其发病率仍居高不下，且发病年轻化，不仅严重影响患者的生活质量，也给家庭和社会带来沉重的负担。心血管疾病康复，作为一项综合性强且跨学科的治疗策略，通过一系列全面的干预措施，旨在帮助心血管疾病患者恢复到最佳的健康状态，提升生活品质，并有效降低疾病复发的风险。长期以来，在我国民众中普遍存在重治疗、轻康复的现象，甚至对心脏康复缺乏认知。因此，对于心血管疾病患者及其家庭成员，掌握心血管康复的相关知识极其重要，尤其是发病前的预防亟待普及。

　　《心血管疾病康复怎么办》一书编写的初衷，是为了帮助心血管疾病患者在康复过程中解决他们可能遇到的各种疑惑和难题，以及普及如何预防心血管疾病。鉴于心血管疾病对全球人口健康构成的巨大威胁，其康复过程对于提高患者生活质量、降低疾病复发率具有至关重要的作用。然而，民众对心血管康复知识的了解普遍不足，专业的指导资源也相对匮乏。本书旨在填补这一知识空白，为患者、家属及医疗专业人员提供一本内容全面、易于理解的心血管康复指南。在人民卫生出版社的精心策划和积极推动下，作为"相约健康百科丛书"康养康复系列的分册之一，《心血管疾病康复怎么办》应运而生，旨在向广大读者传递心血管康复的关键知识，支持患者及其家庭在康复之路上更加坚定和有信心地前行。

葛均波院士
说健康

《心血管疾病康复怎么办》全书分为7章,即"冠心病康复怎么办""心力衰竭康复怎么办""心肌病、心肌炎康复怎么办""心律失常康复怎么办""心脏瓣膜病康复怎么办""心血管疾病患者的心理健康""心血管疾病患者的膳食营养"。本书紧密围绕临床常见的心血管疾病,针对患者对疾病知识不了解的盲区、对疾病错误认识的误区,从心血管疾病的预防、治疗、康复等方面进行解答,包括患者如何自救、发病急性期的康复、出院后如何在康复中心康复及长期的居家康复;不仅强调冠心病的预防,而且提出了心脏手术前预康复的新理念;旨在帮助患者更好地理解和参与自身的康复过程。具体内容涵盖了运动、营养、心理、药物治疗、戒烟等康复的各个方面,其中将心理和营养两个心血管疾病康复关键和共性的问题设为独立章节。此外,本书不仅涉及病种广泛、内容丰富、科学权威,可帮助读者避免常见的错误认识和做法,而且用纸数融合、图文并茂的方式,使书籍既具有高度的专业性,又易于阅读和理解,是心血管疾病患者及高危心血管疾病人群难得的实用康复手册,也为医疗专业人员提供了宝贵的参考资料,有助于减轻医务人员科普宣教的负担,可提升患者康复治疗效果和患者的生活质量。通过综合的康复方法和针对性的问题解答,本书为读者呈现了一个全面、实用的心血管康复知识体系。

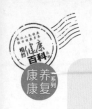

　　本书之成，得益于一群身处心脏康复领域前沿的杰出学者们的悉心参与和卓越贡献。他们深耕于心血管康复领域多年，拥有丰富的临床经验，不仅以深邃的专业知识为基础，更在整个撰写过程中，经历了层层严格的互审与互校，倾注了满满的热情与辛劳，以确保本书内容的科学性、准确性与实用性。尽管我们已竭尽所能地追求完美，但在这一复杂而广泛的领域中，书中内容仍可能存在不足之处，如受篇幅的限制回答问题不够全面等。因此，我们衷心希望广大读者能够慷慨批评与指正，与我们携手并进，共同为推动我国心血管康复事业的蓬勃发展而努力。

刘遂心　吴永健

2024 年 4 月

目 录

第一章　冠心病康复怎么办

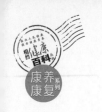

三　冠状动脉搭桥术后患者康复怎么办   36

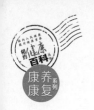

第二章　心力衰竭康复怎么办

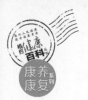

第三章　心肌病、心肌炎康复怎么办

第四章 心律失常康复怎么办

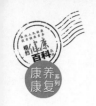

第五章　心脏瓣膜病康复怎么办

第六章 心血管疾病患者的心理健康

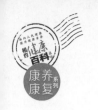

第七章 心血管疾病患者的膳食营养

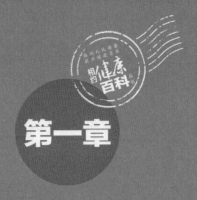

第一章

冠心病康复怎么办

急性心肌梗死患者
康复怎么办

1. 为什么
急性心肌梗死患者的
疼痛感觉不同

急性心肌梗死是一种严重的心血管疾病，典型表现为剧烈的、难以忍受的胸痛或胸部不适，通常为持续性的压迫感、沉重感或窒息感，位于前胸部或偏左的位置，可放射至左肩、左臂、颈部或下颌部，伴有大汗和濒死感，持续时间常超过15分钟。这种疼痛是由于给心脏提供营养的血管（冠状动脉）突然阻塞，血流中断，导致心肌缺血、坏死，刺激神经末梢所致。由于人体的内脏神经系统并不像躯体神经系统有精确的定位能力，且常常交织成网络状态，因此急性心肌梗死的不适感表现不同，尤其是不典型的表现，容易误诊，需提高警惕。

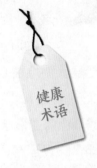

健康术语

无痛性心肌梗死： 指心肌梗死患者没有典型的胸痛症状，或仅仅表现为轻微的胸闷。其原因为疾病影响了神经系统的功能，从而改变疼痛感知，常见于既往患有糖尿病或脑梗死的患者。

专家说

1. 急性心肌梗死有哪些不典型的表现　常见的不典型表现有：①呼吸困难；②背部疼痛；③上腹部疼痛；④牙痛；⑤恶心、呕吐；⑥头晕、晕厥；⑦颈部、

急性心肌梗死　胸痛　无痛性心肌梗死

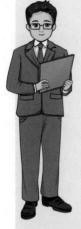

咽喉部不适。甚至部分患者仅有轻微胸闷而无典型胸痛表现，称为无痛性心肌梗死。需要强调的是，若上述不适感突然出现，程度严重且持续时间较长时，应考虑急性心肌梗死，及时至医院就诊，以免延误诊治。

2. 注意识别急性心肌梗死 急性心肌梗死发病，患者既往多有心绞痛症状，表现为胸前区或偏左位置在剧烈体力活动、情绪波动后的压迫和绞痛感，休息或者服用药物，如硝酸甘油、速效救心丸等，在 3~5 分钟可缓解。若心绞痛症状持续 15 分钟以上不缓解，需高度警惕急性心肌梗死可能，需要及时就医。也有部分患者首次胸痛发作即为急性心肌梗死，但多数已有动脉粥样硬化病史或冠心病的危险因素，如高血压、糖尿病、高脂血症、吸烟、肥胖、缺乏运动、年龄大、家族冠心病遗传史等。这部分患者出现典型胸痛或者上述不典型表现均需要及时就医，以免延误治疗。

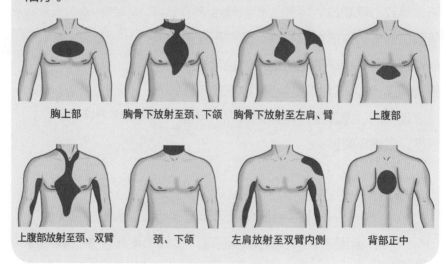

| 胸上部 | 胸骨下放射至颈、下颌 | 胸骨下放射至左肩、臂 | 上腹部 |
| 上腹部放射至颈、双臂 | 颈、下颌 | 左肩放射至双臂内侧 | 背部正中 |

（刘邃心）

2. 为什么**急性胸痛发作**需要**拨打 120**

关键词

胸痛　急救

急性胸痛是指突然出现胸部剧烈疼痛，可持续数分钟至数小时不等，常提示三种严重的疾病，即急性心肌梗死、主动脉夹层、肺栓塞，且以急性心肌梗死最为常见，可在短时间内威胁患者的生命。因此，一旦发生，应及时拨打 120，尽快到医院就诊。

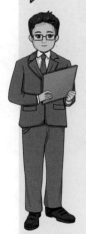

1. 出现急性胸痛时怎么做　应该尽可能降低心脏的做功负荷：①立即停止所有活动，拨打 120（中国大陆急救电话号码）；②坐下并稍微抬高上半身，不要躺平；③松开紧身衣物；④保持冷静；⑤如果身边有人，留下陪伴；⑥如果家中有血压计，建议测量血压和脉搏，若血压低或神志不清，不宜舌下含服硝酸甘油片；⑦不要尝试自己驾车或使用公共交通工具前往医院，原地等待救护车；⑧紧急救援人员到达后，听从他们的指示。

2. 急性胸痛患者拨打"120"的必要性

（1）120 急救车配备专业的医务人员、生命监测设备、抢救设备及抢救药品，可以大大提升患者就医途中的安全性。

（2）120 急救车为特殊用途车辆，拥有优先通行的政策，可以缩短就医时间。急性心肌梗死是冠状动脉完全堵塞，继而出现心肌坏死。在越短的时间内开通堵塞的血管，就可以最大程度地缩小心肌坏死的面积，减少致命的心律失常、心力衰竭等并发症的发生概率，对患者的急救有非常重要的意义，在起病 120 分钟内开通堵塞的血管可以达到最佳治疗效果。

（3）随车医务人员可以在 120 急救车上收集心电图、心肌坏死标志物、心率、血压等数据，通过互联网提前与医院及医生联系，可以在最短的时间内确定是否存在急性心肌梗死。确诊后若患者及家属同意，则可以在 120 急救车上签署冠状动脉支架植入手术同意书，绕行医院的急诊科直接送至心脏介入中心，大大缩短手术准备时间，提高抢救效率。

（4）通过 120 急救车可以接通胸痛中心网络，选择最优的救治医院及路线，消弭就医途中的不确定因素，如手术台被占用等。

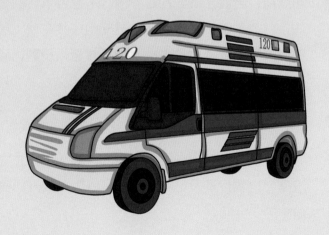

急性心肌梗死有三种治疗方案

1. 冠脉支架植入 这是目前抢救效果最确切的治疗方式。

2. 溶栓治疗 应用溶解血栓的药物将堵塞的血管疏通，但并不适用于所有的急性心肌梗死患者，且开通血管的成功率不如冠脉支架植入。如果医疗机构的急诊不能完成冠脉支架植入或者转院路途需耗费超过2小时等，则需积极进行溶栓治疗。

3. 重症监护及治疗 错过前两种治疗时间窗的患者、合并急性心肌梗死并发症的患者，考虑该治疗。

（刘遂心）

3. 为什么**急性心肌梗死后**的早期，**运动**不是越早越好、越多越好

急性心肌梗死后的早期（发病后最初几小时至数天内）心脏处于一种脆弱状态，需要一定时间恢复。虽然适当运动和身体活动是急性心肌梗死后恢复过程的重要部分，但"越早越好、越多越好"的观点

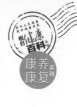

并不适用于这个时期，反而应该特别小心呵护，尽量减少心脏负荷，避免过早或过多运动进一步加重心脏负担，导致预后不良。

专家说

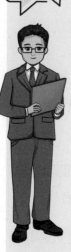

运动时一旦出现不适症状，需停止运动。一般这个时期在医院度过，强烈建议在医务人员指导下进行运动。

1. 急性心肌梗死后的早期，过早或过多运动的危害 急性心肌梗死后的早期心脏会发生一系列的改变，主要有：①心肌梗死区心肌细胞坏死，失去正常的泵血功能，导致心脏的泵血功能下降；②为清除坏死的心肌细胞，机体启动炎症反应，一方面可加快心肌细胞愈合，另一方面也导致心肌坏死区域及周边区域心肌细胞肿胀，影响心脏传导系统的功能，可能引起致命的心律失常；③未受损的心肌细胞超负荷工作，使其代偿坏死心肌细胞的功能丧失，加重了心脏整体的负担。因此，这个时期心脏本身负担很重，难以再承受额外的负荷。此时运动，尤其是强度过大的运动，将进一步增加心脏的负担，可诱发急性心力衰竭、再次心肌梗死、严重心律失常等，甚至危及生命。

2. 急性心肌梗死后的早期如何活动 急性心肌梗死后早期康复的重点是确保患者得到适当的休息，以降低心脏的工作量，从而促进心脏恢复。但让患者保持完全制动或完全静卧，将增加深静脉血栓形成和肺栓塞的风险，后者也是致命的。此外，还可导致肌肉萎缩和身体机能下降等多方面的负面影响，延缓康复过程。因此，当病情稳定，应逐步进行轻微的活动，从床上被动运动开始，过渡到床上坐位、双脚悬吊在床边、床边站立、床边行走等，以自我感觉不累为宜（Brog 评分 11~13 分），心率较静息时增加小于 20 次 / 分钟。一旦出现不适症状，需停止运动。建议在医务人员指导下进行运动。

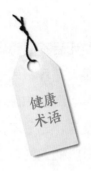

健康术语

主观用力程度评分（Borg 评分）： 是一种简单的主观量表，用于评估受试者自我感觉用力劳累程度，以此间接判断运动强度。量表得分从 6 分到 20 分，6 分表示休息状态，20 分表示最大运动负荷状态。随着得分的增加，运动强度逐步增加，也可以用 Brog 评分 ×10 来大致判断运动时的心率，用于监测运动强度。

你感觉现在有多用力？
（请打分，6~20分）

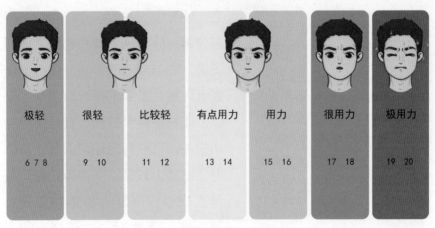

主观用力程度分级

（刘遂心）

4. 为什么**急性心肌梗死后**有的人能**爬山和跑步**，有的人却不能

关键词

急性心肌梗死 心脏功能 运动能力

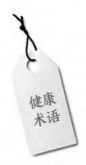

健康术语

心肺运动试验：是指在逐渐递增的运动负荷下，通过收集受试者呼出的气体并加以分析，监测机体在运动状态下的摄氧量、二氧化碳排出量、心率、血压、心电图等一系列数据指标，综合评价心脏、肺、血液、骨骼肌、神经等器官系统的整体功能和储备能力，是国际公认的评估心肺功能的"金标准"。临床常用来判断患者是否患有冠心病及疾病的严重程度，也可用来精确确定运动强度。

急性心肌梗死后不同患者体力恢复的能力有很大差异，表现为有些患者康复后可以爬山和跑步，而有些患者只能慢走，导致差异的原因主要有：①心肌梗死的范围和严重程度。较小范围的梗死面积对心脏功能的影响相对较小，从而允许身体进行更高强度的体力活动；反之，梗死面积越大，心脏功能下降越显著，体力活动能力也随之明显下降。②与患者的年龄、是否肥胖或低体重、发病前是否有运动习惯以及既往是否合并脑血管疾病等密切相关。既往有运动习惯者往往体力活动能力较强。③康复过程。经过正规心脏康复训练体能恢复一般较快，活动能力也较强。④手术和药物治疗，患者接受的治疗类型（如冠脉支架植入、冠状动脉搭桥术、溶栓等）及其效果、开通血管的时间以及服用的部分药物，

如 β 受体阻滞剂（倍他乐克，比索洛尔），也是影响运动能力的常见因素。

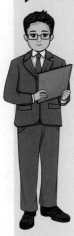

1. 体力活动量大小取决于有氧运动能力　心肌梗死患者运动量的大小取决于患者有氧运动能力的恢复。运动能力强的，可以耐受的运动强度相对较大，运动时间相对较长；反之，强度相对较小，运动时长也相对较短。因此，运动前精准判断运动能力是安全运动的保障。

2. 判断有氧运动能力的主要方法

（1）器械法：需要依赖器械完成。常用的有心肺运动试验和心电图运动试验。前者可直接测得峰值摄氧量，后者可估算峰值摄氧量。该参数是评判有氧运动能力的金指标。

（2）徒手法：无须器械。常用的有 6 分钟步行试验。以受测者在 6 分钟内走尽可能远的距离作为指标。距离越远，有氧运动能力越强。

上述方法都有其特点和适用范围，应依据受测者冠心病的病情、年龄、体能以及是否具备测试所需的资源等因素综合考虑。因此，选择合适的方法对于准确评估至关重要。

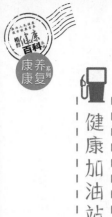

有氧运动能力决定寿命

2002 年 Myers 等人在《柳叶刀》（*Lancet*）发表文章表明，无论是心肌梗死患者还是正常人，有氧运动能力越强，寿命越长，反之寿命短。换言之，正常人若运动能力低，与低运动能力的心肌梗死患者一样寿命短；反之，若心肌梗死患者运动能力强，与运动能力强的正常人一样寿命长，且低运动能力者与高运动能力者死亡风险相差 5 倍。而且，科学的运动训练可以提升运动能力，从而延长寿命。后续大量的研究也证实了这一结论，因此，2016 年美国心脏病协会建议将有氧运动能力作为人体的生命体征之一。

（刘遂心）

5. 为什么都说
急性心肌梗死后
干**体力活儿**不要逞能

适量的体力活儿有助于心肌梗死患者的恢复，但重体力活儿会适得其反。心肌梗死患者即使度过了急性期，进入恢复期，心肌组织仍然是脆弱的，需要一定时间恢复。此时干过重的体力活儿，对于已经受损的心脏来说，可能无法满足机体的需求，导致心脏损害加重、心脏重构（心脏扩大、室壁瘤形成），增加心力衰竭及再发心肌梗死的风险，还可诱发严重的心律失常，发生意外。因此，心肌梗死患者干体力活儿必须适度，不要逞能。

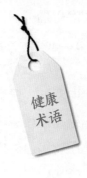

健康术语

1. 缺血阈 在一定的做功功率和心率的水平下，诱发心肌缺血的阈值。心肌缺血可以表现为心绞痛症状或者缺血性心电图改变。缺血阈值越低，表明越容易出现缺血状态，越危险。

2. 无氧阈 指在一定的运动负荷下，血乳酸水平剧烈升高或者呼出二氧化碳量剧烈升高的阈值，可通过心肺运动试验测得。无氧阈反映了机体有氧运动的水平，与寿命及生命安全息息相关，可通过运动训练提升其水平。

3. 瓦尔萨尔瓦（Valsalva）动作 它是一组特定的动作，①深吸气；②屏住呼吸并做用力呼气的动作。这一组动作可以使胸腔内压力增高、迷走神经激活及心脏回血减少，心肌梗死患者做 Valsalva 动作很危险，需避免。

专家说

1. 急性心肌梗死后的恢复期有多久 急性心肌梗死后的恢复期根据患者发生梗死的严重程度、治疗方式及整体健康状况而有所不同。大多数患者在数周内心功能改善，但完全恢复可能需要数月甚至更长时间。目前推荐急性心肌梗死后 2~6 周再进行运动康复训练较为安全。坚持科学的运动训练、定期随访及调整心

急性心肌梗死 心脏扩大 心律失常

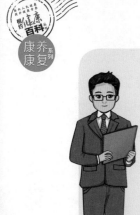

脏康复方案，是确保患者逐渐恢复并减少心脏事件再次发生的重要手段。

2. 如何确定急性心肌梗死后合适的体力活动强度 对于急性心肌梗死的患者，医生通常会结合其健康状况、运动能力、心脏功能、药物治疗情况等因素制订个性化的运动康复治疗方案，避免给心脏造成过度负担。确定运动训练强度的方法有：心肺运动试验、6分钟步行试验、等速肌力评定、握力测试、肌耐力测试等。医生通过上述测试的客观指标和观察患者在该强度运动训练中的主观劳累程度情况，综合确定运动强度。

3. 急性心肌梗死患者运动训练时的注意事项

（1）必须在有监护设备和专业医护人员的心脏康复中心的监护下进行运动训练。

（2）有氧运动强度不应该超过"缺血阈"和"无氧阈"。

（3）避免瓦尔萨尔瓦（Valsalva）动作，即在进行肌力训练或阻抗训练时，应保持用力时呼气，卸力时吸气，避免过度增大胸腔内压力，增加心脏负担，造成危险。

（4）运动训练应循序渐进，不建议在短时间内过多地增加运动频率、时间和总量，且在增加运动强度前应酌情再次进行心肺运动试验等综合评估。

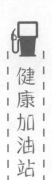

出现哪些情况需要中止运动

急性心肌梗死患者如果出现以下情况需要中止运动：①胸痛或不适感，运动时出现新发／加重的胸痛、压迫感或胸部不适；②呼吸困难；③心跳异常，出现心悸、心动过速、心律不齐等症状；④头晕或眩晕；⑤持续疲劳和虚弱感；⑥运动时血压降低。

（刘遂心）

6. 为什么**心肌梗死后**进行**运动训练**自我感觉好，医生却限制我的**运动强度**

急性心肌梗死后实施运动处方需要密切观察与判断，尽管患者自我感觉是评估运动处方安全性的要素之一，但仅凭主观感觉是不够的，客观指标的测定也是必不可少的。如运动中心率和血压是否上升及上升的幅度、心电监护是否提示存在心肌缺血及心律失常，运动后心率和血压是否快速恢复等。这些客观指标的异常反应，均表明运动

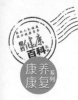

强度过大，但患者无论是在心肌梗死的急性期还是稳定期，都不一定能够同步感觉到。因此，单凭主观感觉进行运动，可能增加心脏负担，引发心脏事件。

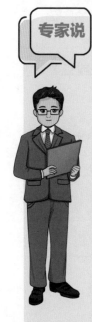

专家说

1. 心肌梗死稳定期运动强度的制订　急性心肌梗死稳定期的运动康复对患者来说益处与风险并存，其中运动强度至关重要。强度过低获益有限，过大反而有害。因此，运动前的精确评估至关重要。患者心肌损伤程度、病情恢复状况，尤其实际运动能力的大小，都是决定运动强度的关键因素，可依据心肺运动试验中的数据（如峰值摄氧量、峰值心率、摄氧量储备、心率储备、无氧阈等）来确定运动强度。一般而言，中等强度运动适合心肌梗死稳定期患者，判断标准为：摄氧量储备的 40%~60% 或心率储备的 40%~60%，或者无氧阈水平。值得注意的是，心肌梗死后患者的运动测试中常伴有心肌缺血，诱发心肌缺血的运动强度称为缺血阈。若缺血阈低于无氧阈水平，表示病情严重，运动强度不应超过缺血阈；若缺血阈高于无氧阈，运动强度则可达无氧阈水平。此外，运动强度是否适合患者需要在运动处方实施过程中进一步综合判断，包括运动训练中患者的自我感觉及用力程度，运动中、运动后的心率、血压及心电图等指标。

2. 自我感觉判断运动强度的方法　除通过运动负荷试验获得的参数确定运动强度外，还可以通过自己在运动中的感觉判断运动强度。一般而言，运动中感觉有点儿吃力，说话费力，但可以完成说话，Brog 评分为 13~15 分，代谢当量为 3~6 梅脱的属于中等强度运动，如快步走、平地骑自行车等；运动中自觉呼吸急促，心率显著增加，不能完整地说一句话，Brog 评分为 15~18 分，代谢当量 >6 梅脱的属于高强度运动，如慢跑、打篮球、打网球等。这种主观判断运动强度的方法便捷但不够准确，尤其是运动中自我感觉与运动中客观监护指标不一致时。此时应特别注意是否有无症状性心肌缺血发生，若有，应在监护下进行运动训练。

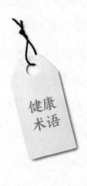

健康术语

1. 无症状性心肌缺血 指患者活动时出现明显心肌缺血的客观表现（心电监护可显示），但无明显胸闷、胸痛、气促等不舒服的感觉。需及时识别并中止活动，避免风险。

2. 摄氧量储备或心率储备 前者为运动中最大摄氧量和静息状态下摄氧量之间的差值，后者为运动中最大心率和静息状态下心率之间的差值。两者都可用来评估相对运动强度。

（刘遂心）

7. 为什么**急性心肌梗死后**每个人**运动项目**和**运动时间**不一样

关键词

运动时间 运动项目 运动处方

运动项目多种多样，不同的运动项目对于机体的益处不一样，综合多种运动形式可以提供全面的健康益处，无论是一般人群还是心肌梗死患者。通常，心肌梗死患者需要逐步达到中等强度的有氧运动以恢复心脏功能，在此基础上，增加抗阻运动以锻炼肌肉功能。此外，还可以补充拉伸训练和平衡训练等人体需要的基本运动形式。患者具体选择哪种运动项目以及每个项目持续多长时间，是因人而异的，取决于患者的整体健康状况、恢复进度、康复目标及个人爱好等因素。

专家说

药物处方和运动处方

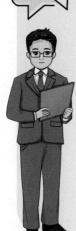

心肌梗死患者需要多种药物治疗，具体服用哪些药、每一种药多少量、一天几次、服用多长时间及注意事项等，需要医生制订药物处方。不同的心肌梗死患者，药物处方是不一样的。

心肌梗死患者也需要运动治疗，但不是所有的运动都适合。原则上，急性心肌梗死患者的急性期仅进行低强度运动，恢复期患者也不宜进行高强度运动，冠状动脉搭桥患者开胸术后 3~6 个月不宜进行上胸部较大幅度的运动。患者具体如何运动需要医生以处方的形式开出，即运动处方，包括：运动项目、每个运动项目的持续时间、运动强度，每周或每天做几次运动及运动前、中、后的注意事项等。此外，如同药物处方一样，运动处方也需要根据患者情况不断调整。

药物处方和运动处方有着不同的治疗途径和作用机制，对心肌梗死患者的治疗是相辅相成的。患者需要同时遵循医生的药物处方和运动处方，通过综合治疗来达到最佳的治疗效果。

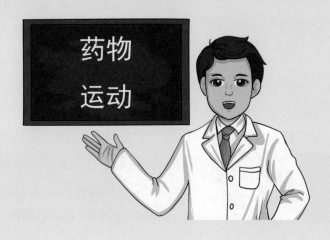

冠心病康复静养还是运动

（刘遂心）

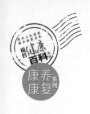

8. 为什么患者

急性心肌梗死后需要在

专业人员指导下运动

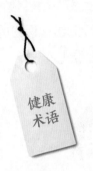

健康术语

急性心肌梗死： 通常被称为心梗，是由于冠状动脉血管完全闭塞导致心肌缺乏供血。缺血指的是心脏肌肉没有血液供应，继而引发心肌细胞坏死，心功能障碍。

患者经历急性心肌梗死后，医生通常会建议患者加入心脏康复计划。在这个计划中，专业人员会指导患者逐步增加运动强度，以帮助患者的心脏适应新的状态，并且监测生理指标，确保运动的安全性。由于心脏功能受损，运动需要谨慎进行，而且不同类型的运动对心脏康复的效果也不同。专业人员会进行哪些方面的运动指导呢？

专家说

专业人员会从以下几个方面进行监测和指导

1. 监测生理变化　专业人员通过监测生理指标，如心率、血压、心电图等，及时了解患者的身体状况，制订个性化的运动计划。

2. 个性化康复计划　患者的心肌梗死程度和康复需求因人而异。专业人员可以根据患者的具体情况制

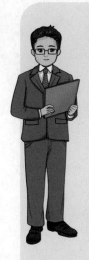

订个性化的康复计划，包括运动种类、强度、频率等，以确保运动康复过程既有效果，又安全可控。

3. 适应心脏负荷 患者急性心肌梗死后，心脏需要逐渐适应负荷，重新建立正常的心肌功能。专业人员可以根据患者的心脏状况逐步调整运动强度，帮助心脏适应新的生理状态，减少不适和风险。

4. 预防并发症 急性心肌梗死后，患者容易出现并发症，如心力衰竭、心律失常等。专业人员通过监测患者运动过程中的生理变化，可以及时发现潜在问题，预防并发症，确保患者的安全。

5. 心理支持 运动不仅对生理康复有益，还对心理康复具有积极影响。专业人员在指导患者运动的过程中可以提供心理支持，帮助患者建立康复的信心，缓解焦虑和抑郁情绪。

急性心肌梗死后的运动康复需要综合考虑患者的生理和心理状况，专业人员的参与能够确保运动的科学性和安全性，提高康复效果，减少患者面临的风险。

（王　磊）

二

冠脉支架植入患者
康复怎么办

9. 冠脉支架植入后患者可以去高原 / 坐飞机吗

高原，亦称高海拔地区，通常指海拔超过 3 000 米，能使机体产生相应反应的地区。高原环境具有低氧、低气压、低气温及强辐射的特点。有的人贸然进入高海拔地区，使自己在短期内暴露于高原环境中，进而产生头痛、失眠、呼吸困难、心动过速、血压升高等高原反应，严重者甚至可能出现高原肺水肿和高原脑水肿。此外，高海拔环境对心血管系统也不友好，它可能诱发或加重原有的心血管疾病。在高原环境中，心脏需要主动增加输出量来满足组织器官的正常需氧量，这会增加心脏负担，可能导致心脏本身供氧不足。随着海拔的增加，心血管系统受到的考验也加强。

但是，冠脉支架植入并不是进入高原的禁忌证。冠脉支架植入患者，特别是老年患者，在前往高原地区前应咨询医生，接受个体化的病情评估，听取医生的建议。经医生评估可以前往高原的患者在出行前也应做好充足准备，避免因不适应高海拔环境引发急性冠状动脉事件。

专家说

冠脉支架植入患者前往高原之前需要做哪些准备

1. 选择合适的时间并备好急救药品 ①心脏事件后 2 周内，如果在静息状态下无心绞痛发作，也没有呼吸困难及低氧血症的情况，并且对出行也不感到焦虑和恐惧的患者，可在家属陪同下出行；②冠脉支架

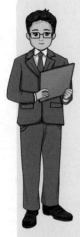

植入后无并发症的患者，可在 5 天后出行，但如果仍有持续症状或其他不稳定因素，则应推迟出行计划；③有并发症的患者应等待 1~2 周并在飞行前请医生重新评估。不推荐冠脉支架植入后患者独自出行。出行要准备好硝酸甘油和其他常用药物及相关检查资料。

2. 合理安排时间，做好出行计划　行程不要安排得太满，不要携带过多的行李，避免搬提重物。

3. 保持良好的心态　出行前避免过分紧张和焦虑，保证充足的睡眠有助于保持好心情。如果搭乘飞机出行也不用担心，机场安检设备不会影响冠脉支架中的合金。冠脉支架并不是出行路上的阻碍。

出行过程中如有任何不适要立即寻求身边人员和医生的帮助。

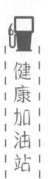

健康加油站

1. 哪些患者不宜前往高原　新近发作心脏事件的患者不应该在高原环境停留过长时间。冠脉支架植入后，在平原轻体力活动就会引发心绞痛的患者，也要避免进入高原。

2. 哪些患者可以前往高原　稳定型心绞痛患者、无症状心肌梗死患者（如有左心室功能受损，但心肌梗死 6 个月后评估为低危患者），以及评估能承受亚极量运动的体力活动者都可以前往高原。

（张云梅）

10. 冠状动脉支架置入术后患者可以进行性生活吗

在大多数人的观念里，心血管疾病患者，尤其是冠状动脉支架置入术后的患者，应该尽量避免性生活，以免诱发心肌梗死甚至猝死。然而，2003 年由 Cheitlin 等人在《美国心脏病学杂志》（*American Journal Of Cardiology*）发表的"性活动与心血管疾病"文章中统计显示，在世界范围内只有不到 1% 的心肌梗死发生于性交过程中，大约 0.6% 的心源性猝死可能与性生活有关，性生活过程中发生恶性心脏事件的绝对危险度是很低的。第二次普林斯顿共识会议指出规律性生活对冠心病患者的血管有保护作用。性生活只相当于轻度至中等强度的体育活动。因此，冠状动脉支架置入术后患者在自身条件允许和合理范围内是可以进行性生活的。美国心脏协会指出，对于能够进行 3~5 梅脱运动而没有心绞痛、呼吸困难、发绀、心肌缺氧、低血压或心律失常的患者而言，进行性生活是合理的。如果患者在运动试验中能够达到 5~6 梅脱的能量消耗而不表现出缺血等风险，就可以安全进行性生活。

专家说 冠状动脉支架置入术后患者进行性生活的注意事项如下

1. 避免在饱食、劳累、大量饮酒的情况下进行性生活。

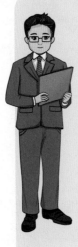

2. 保持良好的情绪。

3. 做好充分的准备，在进行性生活之前提前准备好硝酸酯类药物。

4. 若出现持续性心绞痛，应立即停止性生活，必要时及时就医。

5. 特别注意，如果需要使用西地那非（伟哥）等促进阴茎勃起的药物，不应与硝酸甘油同时使用，避免出现低血压而造成危险。

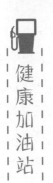

健康加油站

1. **梅脱值**　即代谢当量，是一种表示相对能量代谢水平和运动强度的重要指标。

2. **相当于 5~6 梅脱的运动有哪些（表 1-1）**

表1-1　5~6 梅脱的运动

5~6 梅脱	在花园中挖土、手工修剪草坪、慢速爬楼梯、搬运13.5~27.5kg重物	户外木工、铲土、锯木、操作气动工具	羽毛球(竞技)、网球(单人)、滑雪(下坡)、低负荷远足、篮球、橄榄球、捕鱼	步行(速度 7.2~8.0km/h)、骑行(速度 14.5~16.0km/h)、游泳(蛙泳)

（张云梅）

11. 为什么**冠状动脉支架置入术成功后**，运动时不用担心**支架移位或脱落**

关键词

冠状动脉支架 移位 脱落

冠状动脉支架置入术已经成为治疗冠心病的重要方法之一。支架置入冠状动脉后，人仍会不断活动，心脏本身也在一刻不停地跳动，支架会不会发生移位或脱落呢？

冠状动脉支架置入术成功后既不会发生支架移位，也不会脱落。冠状动脉支架置入术是通过球囊把支架送到冠状动脉狭窄处并释放的操作。目前使用的冠状动脉支架主要为球囊膨胀式支架，是由经过特殊处理的医用不锈钢或合金材料构成的，厚度只有 50~100 微米，具有良好的生物相容性、顺应性和支撑力。放置支架的过程中，医生会通过规范操作使球囊扩张并紧紧贴合血管内壁，让支架和血管内径完全重合。术后，随着时间推移，血管内膜会把支架完全覆盖，血管和支架融为一体，于是支架就牢牢地"扎根"在血管中了，再加上血管的收缩力，即使心脏跳动、心肌收缩，支架也会坚守在血管中撑开血管，使血流通畅。

一般冠状动脉支架置入术后 6 个月，支架表面可被增生的内皮完全覆盖，即使患者进行剧烈运动或者突然体位变化、咳嗽等，均不会引起支架移位。由此可见，只要手术成功，就不必担心在冠状动脉支架移位或脱落。

专家说 冠状动脉支架的植入过程是怎样的

心脏的血管结构及支架植入过程如下图。

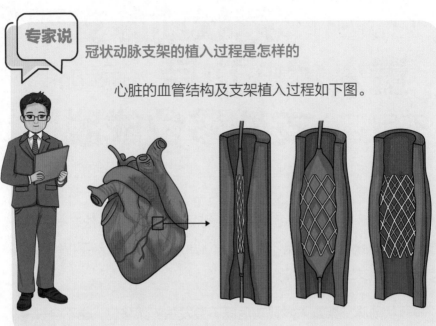

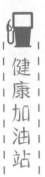

健康加油站

了解冠状动脉

冠状动脉自升主动脉根部发出，主干及大分支行于心脏表面（能放支架的血管内径需 >2.25 毫米），心外膜下的血管受到的压力相对较小，血管内径整体变化幅度也较小。医生会根据血管病变的长短及病变部位、血管直径，选择合适的支架。

（张云梅）

12. 冠状动脉支架置入术后患者可以运动吗

科学进行运动康复能提高患者的运动耐量、提高生活质量、降低医疗费用，是减少因血管狭窄再次植入冠状动脉支架或行冠状动脉搭桥手术，以及发生心血管急性事件，如急性心肌梗死、心力衰竭的有力措施。建议冠状动脉支架置入术后患者积极进行运动康复。

但是接受冠状动脉支架置入术治疗的患者均是冠状动脉病变严重的冠心病患者，其中很大一部分还是心肌梗死的重症患者。所以，冠状动脉支架置入术后患者在运动前首先要评估运动的安全性，要积极咨询心血管内科或心脏康复医生，详细了解哪些运动可以做，哪些运动不能做，并且要根据医生制订的运动处方科学运动。

 专家说 冠状动脉支架置入术后患者如何运动

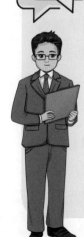

冠状动脉支架置入术后患者在排除运动禁忌证或情况稳定后，应接受合理的医学评估。鼓励所有患者安全地增加运动量和身体活动水平。

1. 运动应遵照循序渐进的原则，在适当的水平上缓慢开始，逐渐增加强度，不可急于求成。

2. 每次运动前后可通过柔韧性运动来热身和放松。

冠状动脉支架置入术后 运动康复

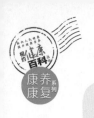

3. 在运动过程中关注自我感受，一旦出现呼吸困难、胸闷、心慌、胸痛、头晕等情况，应立即停止运动，及时就医。

4. 在家里进行运动时，尽量使用可穿戴活动追踪器，以进一步提高身体活动水平并保障安全。

5. 有焦虑或抑郁情绪的患者，应及时就医，寻求医生的帮助，避免暴饮暴食，帮助急性心肌梗死患者减少对运动的恐惧，促进其参与锻炼。

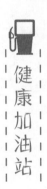

健康加油站

冠状动脉支架置入术后患者要经过评估，排除禁忌证后才可以进行康复锻炼。

冠状动脉支架置入术后患者
进行运动的禁忌证有哪些

1. 冠状动脉支架置入术后患者运动的绝对禁忌证 冠状动脉支架置入术后仍反复发作心绞痛、伴发急性全身性疾病或发热、急性心包炎或心肌炎、近 4 周有血管栓塞事件、血栓性静脉炎、新发生的心房颤动、有症状的直立性低血压、心律失常、静息心率 >120 次 / 分钟、未经起搏器治疗的完全性房室传导阻滞等。

2. 冠状动脉支架置入术后患者运动的相对禁忌证 合并有心功能不全的患者体重比 1~3 天前增加 2 千克、静息时感胸闷气喘、仰卧位静息心率 >100 次 / 分钟，血压 ≥ 150/110 毫米汞柱、低血糖或血容量不足（未纠正前）、严重的心理障碍、急性心肌梗死冠状动脉支架植入术后。

急性心梗支架术后还应该做什么

（张云梅）

13. 为什么手术成功**血管再通**，仍有**心前区不适**

冠心病，全称是冠状动脉粥样硬化性心脏病，指由于冠状动脉严重狭窄或堵塞而引起心肌缺血、缺氧，导致胸闷、胸痛等不适的一类疾病的总称。医生通常会根据患者冠状动脉病变的严重程度，对冠状动脉严重狭窄的患者建议完成经皮冠状动脉介入治疗（大部分为植入冠状动脉支架）。经皮冠状动脉介入治疗可以改善血管狭窄的状况，让堵塞的血管恢复通畅。但是，有些患者在接受经皮冠状动脉介入治疗后仍然有心前区不适，难道血管已经不再狭窄和堵塞了，胸闷和胸痛不应该随之消失吗？为什么心前区不适仍然存在呢？其实导致患者经皮冠状动脉介入治疗后心前区仍有不适的原因主要有缺血性因素和非缺血性因素。

哪些因素可能引起冠状动脉支架植入术后心前区不适

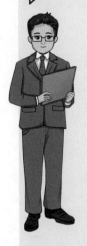

1. 缺血性因素 冠状动脉微血管功能或结构异常造成的心肌供血不足及心脏微血管调节失常，引起心肌缺血、缺氧；血管再通后，大的冠状动脉血管狭窄情况已经减轻或消失，但是微循环血流依然不能恢复，仍然存在缺血影响而产生不适。

不完全血运重建：冠状动脉存在多支、多处病变的患者，支架只能针对主要的病变位置进行处理，一些小分支或不重要的病变位置暂不处理，这些剩余病变位置可引起症状。

2. 非缺血因素 不完全血运重建、支架的牵张反应、精神紧张。

支架的牵张反应：支架植入后改变了主要血管的顺应性，导致拥有丰富神经末梢的血管外膜受到支架的牵张，会产生胸部持续隐痛。

此外，精神过于紧张，甚至出现焦虑和抑郁等也会导致心前区不适。

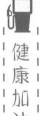

健康加油站

如何预防或减少相关症状的发生

如果医生在术中发现慢血流、边支受影响或未能完全血运重建，就会加强药物治疗，包括应用血管扩张剂，如硝酸酯类药物或尼可地尔、β受体阻滞剂等。

患者需要积极配合医生，遵医嘱服用药物。

术后，患者要养成良好的生活习惯。规律的作息和均衡的营养摄入对于改善机体内炎症、减轻内皮功能损伤、缓解微血管功能障碍具有重要意义。若心前区不适加重，要及时就医。

患者还可以积极了解支架的相关知识，缓解焦虑。严重焦虑时应积极接受抗焦虑等治疗。

（张云梅）

14. 为什么冠状动脉支架置入术后**运动康复方案**应因人而异

很多冠状动脉支架置入术后患者准备开始运动，医生都建议要先评估，并且运动康复方案因人而异，这是为什么呢？首先，虽然都是冠状动脉支架置入术后的患者，但每个人的冠状动脉病变情况，如狭窄程度、是否合并其他疾病等情况是不同的。此外，每个人的运动习惯也不同，能承受的运动量和可选择的运动方式不同，进行运动康复的危险程度也不同。运动时是否需要医生的监护以及运动的时长也是不同的。所以，冠状动脉支架置入术后患者要根据各自的实际情况，采用个体化的运动方案。

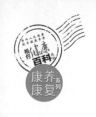

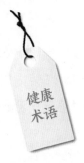

健康术语

冠心病经皮冠状动脉介入（percutaneous coronary intervention，PCI）术后的危险分层：是医生对此类患者进行评估的重要工具。PCI术后患者的危险分层主要借助一系列评估指标将患者分为低危、中危和高危。这些评估指标包括患者运动时或恢复期的症状及心电图情况，有没有出现心律失常，有没有出现并发症，是否有心理障碍，以及峰值摄氧量等。医生综合各项指标能够获得评估结果，并根据危险分层的结果为患者量身制订康复方案。

专家说

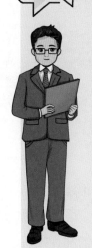

冠状动脉支架置入术后的个体化运动方案

1. 住院期间的Ⅰ期康复 心绞痛患者冠状动脉支架置入术后，无其他并发症，就可以通过6分钟步行试验和心肺运动试验制订有氧运动的康复方案。急性心肌梗死冠状动脉支架置入术后患者病情稳定，可以逐渐由卧到坐，再到行走、活动，15~30天后行心肺运动试验评估后制订运动处方。

2. 出院后的Ⅱ期康复（门诊康复期） 先根据各项指标进行危险分层，再进行运动能力的全面评估，包括有氧运动能力、肌力、平衡性、柔韧性的评估，制订相应的运动处方，循序渐进，逐渐增加运动量。

3. Ⅲ期康复（家庭康复期） 经过一定数量的Ⅱ期康复的患者进行病情评估后才能进行Ⅲ期康复。在家庭康复期，患者最好使用带有远程监护和指导功能的设备进行康复训练。

　　总之，冠状动脉支架置入术后患者根据不同阶段、不同的临床情况以及评估结果，使用的运动康复方案是不同的。

（张云梅）

冠状动脉搭桥术后
患者康复怎么办

15. 为什么**冠状动脉搭桥术前**医生就要求患者进行**心脏康复**

术前进行医疗监护下的心脏康复可提高患者的心肺功能，从而更好地应对手术，减少围手术期并发症，如肺不张、肺炎等，缩短住院时长，加快术后恢复，减少医疗护理费用。

1. 什么是冠状动脉搭桥术 冠状动脉搭桥术是将身体其他部位的动脉或静脉（如腿部的大隐静脉）取下一段，将它们作为桥血管，绕过冠状动脉阻塞的部

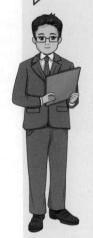

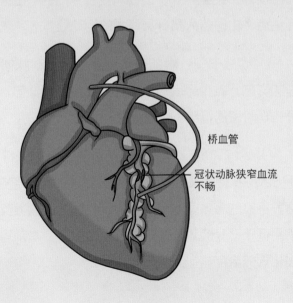

桥血管

冠状动脉狭窄血流不畅

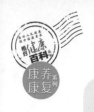

位，建立一条新的血管通道，这样血液通过血管桥绕过阻塞部位，使心肌得到正常的血液供应。

2. 术前心脏康复项目及作用

（1）健康教育：帮助患者了解冠状动脉搭桥术的基本知识、住院经过，普及心肺康复理念，教会患者进行疾病自我管理。

（2）康复手段

1）呼吸训练：通过腹式呼吸、缩唇呼吸、呼吸操、呼吸肌训练等，可有效改善吸气肌力量与耐力，增强胸廓扩张能力，有助于肺扩张、预防肺萎缩和肺不张，提高肺泡摄氧能力。

2）运动治疗：在医疗监护下进行适当强度的有氧、抗阻、柔韧性训练，可改善患者整体心肺功能、肌力及肌耐力等，帮助患者顺利度过手术。需注意，高强度运动可能诱发心肌缺血，造成心肌梗死，甚至猝死，因此需要到专门的心脏康复机构进行全面评估后，由医务人员开具科学的运动处方。

（3）心理干预：术前向患者解释冠状动脉搭桥术对身体和心理的影响，减少患者对手术的过度焦虑和抑郁，帮助患者接受并适应现阶段的情绪/心理状况。

（4）术前营养支持：手术前对营养状况进行营养风险筛查（NRS2002 营养风险筛查）和营养评估，对存在营养风险和/或营养不良的患者，术前应积极进行适当的营养支持。血清白蛋白水平低于 3.0 克/分升的心脏手术患者，术前可进行 7~10 天的强化营养治疗。

（5）吸烟和饮酒管理：术前对所有心脏手术患者进行吸烟和饮酒筛查。询问患者吸烟和饮酒情况，并指导患者在择期手术前4周停止吸烟、饮酒。

（马　欢）

16. 为什么冠状动脉搭桥术后**下肢有伤口**还要**运动**呢

冠状动脉搭桥术后采集移植血管的肢体易发生术肢水肿及下肢深静脉栓塞，用弹力绷带扎紧术侧肢体，并抬高下肢15°~30°，有利于静脉回流，减轻下肢水肿。配合术后早期运动治疗可增加静脉流速、促进血液循环、预防静脉血栓形成、促进侧支循环的建立以及促进肌力和肢体功能的恢复。

1. 为什么通常选择下肢血管用于冠状动脉搭桥术，这样会影响下肢功能吗　大隐静脉是人体最长的浅静脉，自脚踝处延伸至大腿根部。由于其弯曲度小，具有足够的长度，血管口径与冠状动脉比较匹配，是冠状动脉搭桥术中最常用的"桥"血管材料之一。

人体下肢有深静脉和浅静脉两套静脉回流系统。取出浅静脉即大隐静脉，一套回流系统被破坏，会造成静脉回流障碍，这也是术后下肢肿胀的原因，但由于深、浅两套静脉回流系统之间有较丰富的交通侧支，经过术后长时间康复锻炼，侧支循环会更加丰富，深部静脉能够起到完全代偿作用，对下肢静脉的回流不会有太大影响，也不会影响下肢的运动功能。

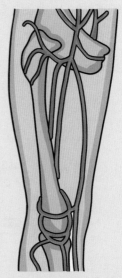

大隐静脉

若下肢有伤口且长期制动，容易造成血液瘀滞，引起深静脉血栓，出现下肢肿胀、疼痛、功能障碍，若出现血栓脱落还有可能引起肺动脉栓塞，导致气体交换障碍、肺动脉高压、右心功能不全，严重者会出现呼吸困难、休克甚至死亡等。建议患者术后生命体征平稳后，积极开展早期循序渐进式的运动治疗。

2. 搭桥术后早期可以做哪些运动　术后早期开始运动治疗可维持心肺及循环功能，预防继发障碍，帮助恢复体力及日常生活能力，促进患者功能恢复，缩短住院时间，加快周转，减少医疗费用，增加患者自信心，减少心理痛苦。

因运动治疗有风险，建议在专业医疗团队监护下进行。待患者生命体征平稳后即可开始循序渐进的低强度间歇性训练。一般术后第 1 天可在床上进行仰卧位或坐位的上、下肢活动，术后第 2 天可坐于床边活动下肢，术后第 3 天可下床活动。监测运动时心率较静息时心率增加不超过 20 次 / 分钟，患者自觉用力程度比较轻。同时应观察患者下肢皮肤色泽、温度，防止因绷带过紧而造成肢体缺血坏死，而影响术后恢复。

（马　欢）

17. 为什么冠状动脉搭桥术后医生会鼓励患者主动咳嗽排痰

主动咳嗽可以帮助患者有效排出呼吸道分泌物，增加肺通气量；预防肺不张、肺炎；减轻患者的疼痛。主动咳痰可以改善患者呼吸状况，解除呼吸道梗阻，控制肺及支气管炎症，减少患者痛苦。

专家说

冠状动脉搭桥术主要选用全身麻醉，整个手术过程及术后恢复过程中需要气管插管和使用呼吸机，但

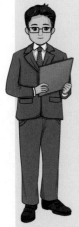

由于气管插管刺激，会导致呼吸道分泌物增多，以及开胸术后呼吸道和肺顺应性降低，黏膜纤毛细胞的清除功能下降，使呼吸道分泌物不易排出。这些痰液如果不能及时排出，将导致部分肺泡组织被堵塞，即肺不张。肺不张在影响人体氧合的同时（即导致患者缺氧），会大大增加肺部感染的概率，因此术后拍背、咳嗽排痰，对预防肺不张、肺部感染有非常重要的作用。采用正确的咳嗽排痰方法，可以预防和减少由于缺氧、二氧化碳潴留、细菌感染和分泌物不易排出等原因造成的肺部并发症，利于肺功能的恢复。

如果给患者以吸痰协助排痰，此操作对于清醒的患者来说，因为喉部存在防御反射，操作过程中很难清理呼吸道的痰液，且增加患者的痛苦，很多清醒的患者往往拒绝吸痰操作，由此可见，让清醒的患者术后自主有效咳出痰液的重要性。而辅于规范呼吸功能训练，配合有效咳嗽排痰的方法，有利于患者排痰，促进康复。

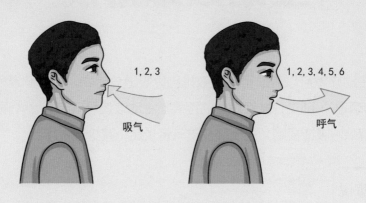

（马 欢）

18. 为什么**冠状动脉搭桥术后**患者仍然**胸闷、胸痛**

冠状动脉搭桥术处理的是冠状动脉大血管，不能治疗冠状动脉痉挛和冠状动脉微循环病变，冠状动脉痉挛和冠状动脉微血管病变都可能导致胸闷不适。除此之外，胃肠道不适、胸椎疾病等也可能导致胸闷、胸痛。

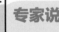

专家说　冠状动脉搭桥术后仍然胸闷、胸痛，可能的原因如下

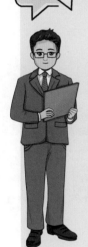

1. **冠状动脉痉挛**　冠状动脉搭桥术后，如果患者在情绪上大怒大喜、长期焦虑不安、身体过度劳累，或存在甲状腺功能亢进、高血压急症等疾病时，可能会引起血管收缩、血压上升，造成心脏负荷加重、冠状动脉痉挛，从而引起胸痛、胸闷、气短等症状，只要解除痉挛，这些症状也会随之消失。

2. **残余病变**　冠状动脉就像树干一样有很多分支，有的患者可能存在多支血管闭塞，或者一根血管上有多处堵塞，属于多支血管弥漫性病变，第一期手术会优先处理其中一支比较严重的血管，并不会对其他部分闭塞的小血管有所干预。手术后如果出现胸闷、胸痛等症状，很可能是由于其他没有重建血运的堵塞血管引起的心肌缺血、缺氧，导致心肌供血不足。

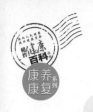

3. 冠状动脉搭桥术后再狭窄　冠状动脉搭桥术后，有的患者没有严格遵照医嘱服药，甚至在术后自行停药，而且又恢复了以前的不良生活方式，如抽烟、喝酒、熬夜、暴饮暴食等，也从不运动。这种情况下，极易出现冠状动脉搭桥术后再狭窄，从而再次出现胸闷、胸痛等症状。

4. 服药反应　冠状动脉搭桥术后，需要服用的药物较多，如抗血小板药物等，但这些药物有一定的出血风险，会损伤胃黏膜，如果服药方式不恰当或者本身就有胃肠道疾病，很有可能因药物对胃部的刺激，而出现胃或食管的烧灼样疼痛，疼痛部位和胸部混淆，会被患者误以为是胸闷、胸痛。

（马　欢）

19. 为什么**冠状动脉搭桥术后**要至少进行**3个月**的**门诊心脏康复**

冠状动脉搭桥术后门诊康复可帮助患者建立健康的生活方式，提升患者的运动耐量，改善生活质量，降低桥血管闭塞风险。推荐至少进行3个月的心脏康复改善患者预后。

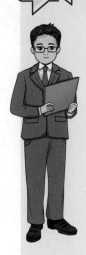

　　2020 年发表在《中国循环》杂志上的"冠状动脉旁路移植术后心脏康复专家共识"指出，冠状动脉搭桥术后进行 Ⅱ 期心脏康复可使患者获益，规律的康复干预有助于提高桥血管的通畅率，降低再住院率和相关的医疗费用，提高患者的运动能力和生活质量，所有符合条件的冠状动脉搭桥术后患者都应该进行心脏康复。

　　1. 冠状动脉搭桥患者通过心脏康复获益的机制　冠状动脉搭桥患者通过以运动为基础的心脏康复获益机制主要为：①可扩张冠状动脉，保持冠状动脉旁路血管通畅，增强心肌收缩力，防止心脏移植物及心脏内附壁血栓的形成，增强心脏手术疗效，减少心绞痛及心肌梗死的发生，改善心脏功能，减少低心排血量综合征的发生；②可促进血液循环，防止术后静脉血栓形成、关节僵硬及急性肾功能衰竭的发生；③有助于清除呼吸道的分泌物，增加肺活量，减少肺不张的发生，改善肺功能；④可改善肝、肾、胃肠道的血流，促进营养吸收和伤口早日愈合，减少急性肝、肾功能衰竭的发生；⑤运动能降低儿茶酚胺水平和减少肾上腺素分泌，使心律失常易患性降低，从而避免发生严重的心律失常，如心室纤颤。

冠状动脉搭桥术后　门诊心脏康复

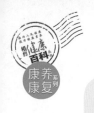

2. 3个月门诊心脏康复包括哪些内容

（1）优化药物治疗，在长期随访过程中，根据患者监测数据、最新研究进展，给患者最优的个体化药物治疗方案。

（2）科学有效的运动训练。

（3）若患者存在心理问题，给予心理咨询，必要时进行药物治疗。

（4）若膳食不合理，予以营养处方指导饮食。

（5）必要的戒烟管理、睡眠管理等。

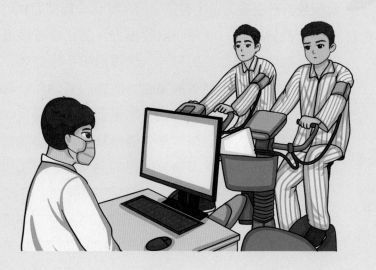

（马　欢）

20. 为什么做了冠状动脉支架置入术和搭桥手术，**血管疏通后**可能还会**堵塞**

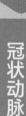

　　血管堵塞的危险因素包括高血压、高脂血症、糖尿病、肥胖和Ａ型性格等，不良生活方式（如高脂饮食、睡眠障碍、缺乏运动以及不良情绪等）是这些危险因素的罪魁祸首。冠状动脉支架置入术或心脏搭桥手术只是解决了冠状动脉某一段阻塞血管的问题，不改变不良生活方式和控制危险因素，其他部位甚至原支架血管部位都有可能再次堵塞，且发生再狭窄的时间间隔因人而异。

专家说

　　1. 做了冠状动脉支架置入术和心脏搭桥手术，血管发生再狭窄与什么因素有关

　　（1）冠状动脉的条件和病变程度。

　　（2）作为桥血管材料的乳内动脉、大隐静脉、桡动脉等的质量。

　　（3）是否合并其他基础疾病。

　　（4）术后针对引起冠心病的病因治疗的效果（是否严格戒烟？是否控制体重？是否控制饮食？是否很好地控制了高血压、高血糖、高血脂？）。

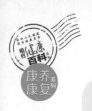

（5）有精神心理问题的患者易有不健康的生活方式，危险因素控制欠佳，导致冠状动脉和桥血管再狭窄和血栓形成风险增加。

2. 做了冠状动脉支架置入术和心脏搭桥手术，做什么能预防血管再狭窄 做了冠状动脉支架置入术和心脏搭桥手术，不能有彻底松懈的态度，认为自己的问题已经解决了，随心所欲，甚至连药物都不坚持服用。冠状动脉搭桥术就像疏通下水道，如果不注意，还是不断地往下水道里扔脏东西，血管很快会再次堵塞。

出院后仍然需要长期服药，针对冠心病的易患因素，如吸烟、过量饮酒、肥胖、高血压、高血脂、高血糖等进行积极的治疗和控制，同时坚持科学运动和饮食，可以有效预防冠心病的进一步发展，避免心绞痛复发。如果能够做到积极治疗，绝大多数患者可以没有症状、高质量地生活相当长的时间，甚至数十年。

（马　欢）

四

稳定型
冠心病患者
康复怎么办

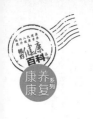

21. 为什么患**冠心病**要**终身服药**

当被诊断为冠心病时，很多人对终身服药感到困惑甚至抗拒。尤其是年轻人，他们可能会认为："也没什么不舒服，怎么要吃一辈子药"。《2019 ACC/AHA 心血管病一级预防指南》提出，坚持服药可以防止冠心病进一步加重、减轻患者不适症状、预防并发症，以及降低未来发生心肌梗死等心脏事件的风险。

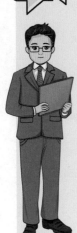

专家说

1. 什么是冠心病　冠心病是一种由冠状动脉（供应心脏血液的主要血管）供血不足引起的心脏疾病。当冠状动脉狭窄或阻塞时，心脏无法获得足够的氧气和营养，从而导致心肌缺血、缺氧或坏死，进而引起胸痛、胸闷等不适症状。

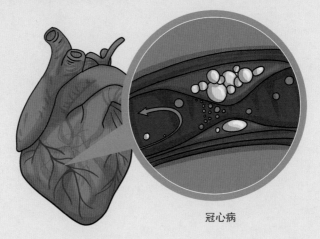

冠心病

2. **终身服药会不会有副作用**　终身服药确实可能会产生一些副作用，但概率很低，并且大部分都可以通过定期复查、定期化验及时发现。即使出现副作用，医生也会及时停药、调药，逆转副作用的影响。总体来讲，冠心病本身风险较大，终身用药的益处远远大于副作用可能带来的坏处，避免药物副作用的最好方法是不生病，预防冠心病的最好方法是保持健康的生活习惯。

3. **没有不舒服的症状了，还需要继续服药吗**　需要继续服药。即使症状消失或有所改善，患者也绝对不应自行减少药量或停止服药，一定要遵医嘱按时服药。如果感觉自己的症状有所改善或想要调整用药，一定要咨询医生。自行停药可能导致生命体征变化过大，加重心血管的损伤，甚至危及生命。

（徐亚伟）

22. 为什么进行**运动康复之前要做检查**

"不要剧烈运动""可以适当做一些锻炼""要坚持每天运动"……相信很多心脏病患者都听医生说过类似的话，同时也会疑惑，一会儿说要运动，一会儿说不能剧烈运动，怎么样的运动才算剧烈运动？该做哪种运动？多大运动强度算安全？多少运动量才有效？要回答这些问题，就需要在运动康复前进行完善的检查评估。通过这些检查，医生可以对患者当前的身体状况、健康水平有全面的了解，发现患者可能存在的健康问题，有助于制订运动康复计划，并确保康复计划的安全性和有效性，同时避免在运动过程中发生意外或加重病情。

关键词

检查评估 心肺运动试验

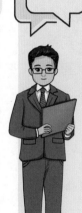

专家说

1. 运动康复前要做哪些检查 目前，运动康复前主要的检查手段包括心肺运动试验、6分钟步行试验、康复专项评估、心电图、心脏彩超等，其中心肺运动试验是评估心肺功能水平的金标准，也是进行运动康复前重要的检查措施。6分钟步行试验是一种亚极量运动试验，能较好地反映患者目前状态下的心功能。康复专项评估由一系列评估组成，包括力量、柔韧、协调、平衡、心理等。心电图和心脏彩超则是对心脏电生理和心脏结构的检查。

2. 普通人（非冠心病患者）运动前也需要做检查吗 普通人选择错误的运动方式，会造成运动损伤；对于已经有运动功能受限的人，即使运动方式正确，也会出现运动损伤；不运动的人，仅仅是长期保持同一姿势，身体也会出现肌肉劳损等症状。所以无论是冠心病患者还是普通人，在运动前一定要进行身体评估筛查，它不但是运动康复重要的组成部分，也是科学健身中最重要的环节。

3. 这些检查需要重复做吗　建议每 3 个月复查一次，定期检查的目的是监测患者在康复过程中的健康进展，评估康复锻炼的效果，并根据需要对康复锻炼计划进行调整。这样有助于确保康复计划的有效性，同时医生可以提供必要的支持和指导。

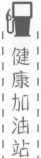

健康加油站

3 分钟台阶测试——自己在家也能做的检查

台阶测试就是左右腿轮换在台阶上踏跳以测试心肺功能适应水平，这项测试可以在室内进行，能适合不同身体条件的人，且不需要昂贵的设施，可以在很短的时间内完成。除高危心血管疾病和老年衰弱人群外都可以使用。

男性的台阶高度为 30 厘米，女性的台阶高度是25 厘米，根据男女身高的不同，台阶还可做适当调整。测试可按下列步骤进行。

1. 测试时找一位同伴，他将帮助你保持适当的踏跳节奏。节奏为每分钟踏 30 次（上下），共 3 分钟，可以让同伴用节拍器或声音提示。需要 2 秒钟上、下各踏 1 次（也就是说，把节拍器设置为每分钟 120 拍，每响 1 下踏 1 次）。测试时应左右腿轮换做，每次上下台阶后上半身和双腿必须伸直，不能屈膝。

2. 测试后，应立即坐下，并测量运动后 1 分钟的心率，将记录下来的恢复心率依照性别和年龄代入下图表格，得出自身的心肺功能水平。

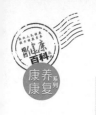

男性	18~25岁	26~35岁	36~45岁	46~55岁	56~65岁	65岁以上
很好	50~76	51~76	49~76	56~82	60~77	59~81
好	79~84	79~85	80~88	87~93	86~94	87~92
良好	88~93	88~94	88~92	95~101	97~100	94~102
一般	95~100	96~102	100~105	103~111	103~109	104~110
较差	102~107	104~110	108~113	113~119	111~117	114~118
差	111~119	114~121	116~124	121~126	119~128	121~126
很差	124~157	126~161	130~163	131~159	131~154	130~151

男性YMCA——3分钟台阶测试心率对照表

女性	18~25岁	26~35岁	36~45岁	46~55岁	56~65岁	65岁以上
很好	52~81	58~80	51~84	63~91	60~92	70~92
好	85~93	85~92	89~96	95~101	97~103	96~101
良好	96~102	95~101	100~104	104~110	106~111	104~111
一般	104~110	104~110	107~112	113~118	113~118	116~121
较差	113~120	113~119	115~120	120~124	119~127	123~126
差	122~131	122~129	124~132	126~132	129~135	128~133
很差	135~169	134~171	137~169	137~171	141~174	135~155

女性YMCA——3分钟台阶测试心率对照表

（徐亚伟）

23. 为什么同样**患冠心病**，有些人可以**在家进行康复锻炼**，有些人需要**在医生的监护下进行康复锻炼**

　　冠心病患者在选择康复锻炼方式时存在差异，并不是因为医生"偏心"，而是因为每位患者的疾病严重程度、康复阶段、康复目标都不相同。病情较重的患者需要在监护下运动，病情较轻的患者可以在家运动；处于早期康复阶段的患者更需要在监护下运动，后期康复阶段则可以居家进行；以高强度运动为目标的患者需要更多的监护，而以低强度运动为目标的患者可以选择居家康复。

专家说

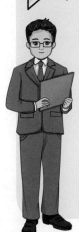

　　1. 冠心病的康复锻炼有哪些阶段　心脏康复一般分为 3 个阶段，即住院期（Ⅰ期康复），门诊期（Ⅱ期康复），以及居家期（Ⅲ期康复）。在住院期，如患者刚做完手术或者置入冠状动脉支架后，需要在密切的医疗监护下进行康复锻炼，以确保患者的安全，这个阶段持续到患者出院。在门诊期，患者的状况慢慢改善，但仍需要定期到医院进行康复锻炼，这个阶段一般维持 3~6 个月。在居家期，患者的病情趋于稳定，此时患者可以在医生的远程指导下，在家继续进行康复锻

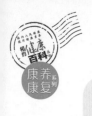

炼，这个阶段是持续性的，需要患者持之以恒地坚持下去。

2. 冠心病患者可以通过康复锻炼恢复到原来的功能水平吗　大部分冠心病患者通过适当的康复锻炼，恢复到之前的功能水平或接近之前的功能水平是完全可能的。一些刚做完手术、置入冠状动脉支架的患者可能会感觉身体大不如前，动一动就气喘吁吁，不用担心，这是术后正常的现象，会随着时间慢慢恢复。而通过康复锻炼，可以使心肺功能水平恢复得更快、更好。

（徐亚伟）

24. 为什么患**冠心病**要**控制体重**

肥胖是影响冠心病发病和死亡的一个非常重要的危险因素，体重指数（body mass index，BMI）越高，冠心病的发病率越高。体重的增加会对心血管系统产生不良影响，增加冠心病患者发生心血管事件的风险。简单来说，人越胖，越容易患冠心病，患冠心病的人越胖，病情越容易加重。

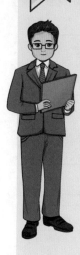

1. 肥胖为什么会加重冠心病 肥胖会带给冠心病患者很多负面影响，首先是增加心脏负担，因为心脏需要给身上多余的脂肪提供额外的血液和氧气。心脏经年累月超负荷工作，就更容易出问题。其次，肥胖是"三高"的主要危险因素之一，肥胖的人更容易患高血压、高血脂和糖尿病，20 世纪 80 年代，Prokhorskas RP 在《心脏病学》（*Cardiology*）上发表的文章指出，体重每增加 1 千克，血压会平均增加 1.6 毫米汞柱，血清胆固醇会平均增加 2%，而这三种疾病又会导致心血管损伤，使患心脏病的概率大大提高。最后，肥胖也会加重患者身体肌肉骨骼的负担，使患者运动能力下降，走两步就腰酸背痛、气喘吁吁，降低了生活质量。

2. 如何有效地控制体重以减轻患心脏病的风险 控制体重需要调节饮食。在保证膳食营养平衡的基础上，多吃蔬菜，减少过量的碳水化合物和油炸食物等高脂肪食物的摄入。但值得注意的是，科学的减重应适当地控制饮食且不可以节食，因为减重过程中一定要做到饮食均衡，才能保证机体基本的代谢，维持身体健康。如果过度节食会造成某些营养素的缺乏而影响身体。

此外，适度运动以及调整生活方式，都有助于减轻心血管系统的负担，降低心脏病发作的风险，并提高整体生活质量。当然，患者应在医生的指导下科学减重，避免潜在的健康风险。

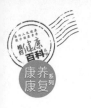

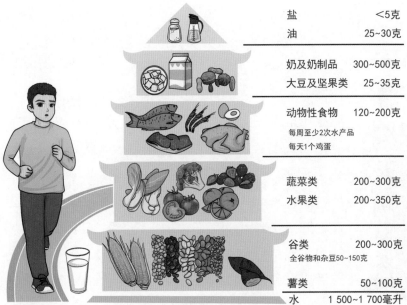

盐	<5克
油	25~30克
奶及奶制品	300~500克
大豆及坚果类	25~35克
动物性食物	120~200克
每周至少2次水产品	
每天1个鸡蛋	
蔬菜类	200~300克
水果类	200~350克
谷类	200~300克
全谷物和杂豆50~150克	
薯类	50~100克
水	1 500~1 700毫升

心脏病康复自我管理怎么做

（徐亚伟）

25. 为什么**坚持锻炼**对**冠心病康复**很重要

关键词

冠心病　运动锻炼

运动可以给冠心病患者带来一系列的益处，包括增强心肌力量，改善心肺功能，促进侧支循环建立，降低血压，降低低密度脂蛋白水平，改善血液循环，控制体重，防止骨质疏松，帮助戒烟，改善紧张情绪，改善睡眠质量，改善自我形象和自信心，提供与家人、朋友相处的有趣方式。

不要因为患冠心病或是置入冠状动脉支架，就有各种担忧，不敢出门，不敢动，每天都在家里，其实这样是非常不好的。因为长期在家会造成肌肉力量减弱，心脏功能也相应减弱，冠状动脉的侧支循环也不容易形成，其他的心血管危险因素也不能得到很好的控制。所以，坚持锻炼对冠心病患者来说，益处要远远大于它可能带来的风险。

专家说

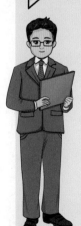

1. 每天做家务、干体力活算运动锻炼吗　不算。做家务和体力劳动确实涉及身体活动，但是和运动锻炼不同。运动锻炼需要有明确的目标计划和一定的强度。不否认一些高强度的日常活动可以提高心肺耐力，但是无法避免潜在的损伤和风险。想安全、有效地提高心脏功能、预防冠心病，需要科学的锻炼计划。

2. 对于冠心病患者来说，做什么运动锻炼最好　运动锻炼的最佳方式、强度、时间和频率因人而异，不同的人有不同的运动处方。想知道什么运动锻炼最适合自己，需要通过医生专业的检查评估后，由医生制订相应

的运动处方。对于冠心病患者，标准推荐的运动方式主要是有氧运动，如快走、慢跑和骑车，以及轻重量的抗阻运动。在运动强度方面，有一个简单的判断方法，就是运动完稍感气喘、稍微出汗。运动时间一般在每次 30~60 分钟。运动频率在每周 5 次左右。

3. 除药物治疗和运动锻炼，冠心病患者在日常生活中还能做什么来降低心血管风险 2011 年，Smith Sidney C 等人在 *Circulation* 上发布的"心脏康复指南"提出，心脏康复的内容包括五大处方：药物处方、运动处方、营养处方、戒烟处方、心理处方。药物治疗和运动锻炼，对应的就是药物处方和运动处方。除药物处方，其他四个处方结合在一起就是一句话——改变生活方式。冠心病患者在日常生活中，需要改变不良的生活习惯，选择更健康的生活方式，包括：①戒烟戒酒；②饮食控油、控盐；③保持规律的生活作息；④确保充足的睡眠；⑤多进行运动锻炼；⑥调节自身心情。通过这五大处方的联合作用，就能显著降低冠心病再次发作的概率。此外，对于非冠心病患者，健康的生活方式也能有效预防冠心病的发生。

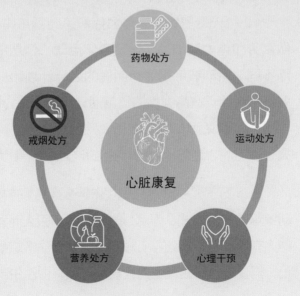

冠心病患者在运动康复过程中的注意事项。

1. 每次开始运动前需要进行 5 分钟的热身活动，运动后需要进行 5 分钟的整理活动，不能突然开始或停止运动。

2. 运动过程中不能憋气，一定要保持呼吸畅通，尤其是在做一些抗阻运动的时候。因为憋气容易造成胸膜腔内压增加，血压大幅波动，容易诱发高血压和心肌缺血。

3. 运动过程中有任何不舒服的症状，一定要及时停下休息，如果休息后仍然不能缓解，一定要及时就医。

4. 运动过程中最好能全程监控心率，运动前后要测量血压，如果运动中心率和血压大幅升高，需要及时向医生反馈。

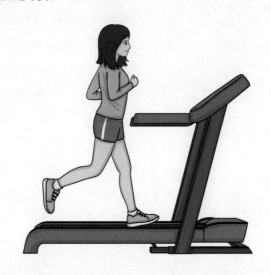

（徐亚伟）

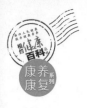

26. 为什么患**冠心病**要**戒烟**，靠坚持吃药不行吗

关键词

冠心病　戒烟　烟草依赖

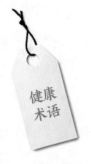

烟草依赖：又称尼古丁依赖，已被世界卫生组织定义为慢性成瘾性疾病，是指患者具有无法控制的尼古丁寻求冲动、强迫和持续使用尼古丁，以体验其快乐，并避免可能的戒断症状。烟草依赖程度多应用国际通用的尼古丁依赖量表进行评估。

吸烟是心血管疾病独立的危险因素，也是对人类健康的最大威胁。烟草中的有害物质可以直接损害心血管系统，损伤血管内皮，造成血管内脂质沉积、血栓形成、血管痉挛以及血管狭窄，诱发心肌缺血等。如果患有冠心病，仍继续吸烟，发生心肌梗死及脑卒中的风险将增加2倍，猝死的风险也会增加3倍多。而戒烟是最经济、有效的干预措施，不仅能够显著降低死亡率，还能减少医疗费用。所有关于心血管疾病的防治指南都要求冠心病患者戒烟，同时避免被动吸烟。因此一旦患有冠心病，只吃药是远远不够的，一定要改变生活方式，尤其要戒烟。

专家说

2023年7月美国心脏协会和美国心脏病学会联合发布的新版《AHA/ACC/ACCP/ASPC/NLA/PCNA慢性冠状动脉疾病患者管理指南》推荐采用行为干预疗法联合尼古丁替代疗法，帮助经常吸烟的冠心病患者戒烟。对于有意愿戒烟的吸烟者，应提供戒烟帮助；

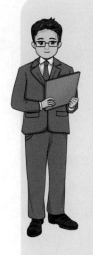

对于尚无戒烟意愿的吸烟者，应激发其戒烟动机，鼓励其尝试戒烟。

2023 年，《柳叶刀》（Lancet）上发表的中国国家戒烟队列研究结果指出，约 80% 的戒烟门诊患者患有烟草依赖，表现为戒烟后出现烦躁不安、易怒、焦虑、情绪低落、注意力不集中、失眠、心率降低、食欲增加、体重增加、口腔溃疡、咳嗽流涕等症状。而患有烟草依赖的吸烟者，凭借自身戒烟成功的可能性较低。建议此类患者在专业的医疗机构中进行戒烟治疗。治疗中要给予充分的心理支持治疗，应使吸烟者认识到烟草依赖是一种致死性的、慢性的、高复发性的、成瘾性的疾病，帮助患者寻找有说服力的戒烟理由，并在门诊治疗过程中反复强化。要进行详细的行为指导，告知吸烟的危害和戒烟的益处，帮助患者寻求社会支持。教会患者处理戒断症状的技巧，如不要存留卷烟、打火机和其他吸烟用具；在过去总是吸烟的场所放置警示牌，如"起床时不要吸烟""饭后不要吸烟"等，增加不能吸烟的时间和场所；当特别想吸烟时，试着忍耐几分钟不吸烟，对迫不及待要吸烟的人也可以尝试进行想象训练，做一些事情分散注意力；鼓励吸烟者建立全新的健康生活方式，并安排定期随访监督以促进戒烟效果。

一线戒烟药物包括 5 种尼古丁替代疗法的戒烟药（尼古丁咀嚼胶、尼古丁吸入剂、尼古丁口含片、尼古丁鼻喷剂和尼古丁贴剂）和 2 种非尼古丁类戒烟药（酒石酸伐尼克兰片和盐酸安非他酮）。

（马　晶）

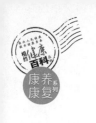

27. 为什么**冠心病**患者要**改善睡眠**，有哪些方法

科学睡眠对每个人来说都很重要，对于冠心病患者，良好的睡眠尤为重要。因为睡眠障碍的患者体内交感神经亢进、儿茶酚胺分泌增多、下丘脑 - 垂体 - 肾上腺轴紊乱和炎症因子的参与，可能会使冠心病患者的血压、心率、血液黏稠度增加，增加心肌耗氧量，动脉粥样硬化斑块稳定性降低，在原有心肌缺血的基础上进一步增加心脏负担，更容易发生心肌缺血、心肌梗死、心室颤动甚至猝死。

冠心病患者由于疾病本身出现气短、胸闷甚至呼吸困难，且其常常在睡眠中发作，同时疾病造成的精神压力增大以及某些治疗药物的影响，都可能会加重患者睡眠障碍，从而使心肌缺血与睡眠障碍成为恶性循环。

2022 年，《睡眠进展》（ *sleep advances* ）上发表的队列研究结果指出，有近一半的冠心病患者存在睡眠障碍，与没有失眠症状的患者相比，失眠的冠心病患者发生严重不良心血管事件的相对风险增加了 62%。因此，冠心病患者一定要改善睡眠障碍，提高睡眠质量。

睡眠障碍是临床预测冠心病患者发生心血管事件的重要因素，应重视对冠心病患者睡眠障碍的识别和管理。

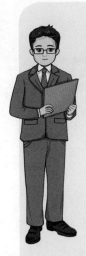

冠心病患者要注意识别是否存在睡眠障碍，可以用匹兹堡睡眠质量指数量表评估睡眠障碍原因与诱因。治疗方面包括睡眠认知行为治疗和药物治疗。睡眠认知行为治疗是目前治疗失眠的首选方式，包括以下方面。

1. 睡眠刺激控制　只有在想睡的时候才躺下睡觉；床只用于睡觉；不管晚上睡多少时间，每天应准时起床。

2. 睡眠限制　在过去两周主观平均睡眠总时间的基础上多加 15 分钟，但每晚睡眠总时间不能少于 4 小时 30 分钟；每天定时记录上床、起床时间和估计睡眠总时间；当过去 5 天睡眠效率达 85% 后，可以提早 15 分钟上床睡觉等。如果有午睡习惯，时间最好控制在 30 分钟左右。

3. 睡眠卫生　每天早上或下午定时运动；晚餐要清淡，避免过饱或者过于油腻，睡前 2 小时禁止进食；限制喝酒，尤其是在晚饭后；在下午或晚上避免饮用茶和咖啡等刺激性食物；深呼吸，进行循序渐进的肌肉放松训练以及正念冥想。

4. 睡眠认知调整　多了解睡眠知识，减少对失眠的恐惧、焦虑，打破因为失眠而焦虑、越焦虑越失眠的恶性循环。

睡眠障碍的药物治疗建议到专门的睡眠医学专科进行调整和治疗。

（马　晶）

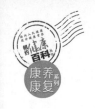

28. 为什么怀疑有**睡眠呼吸暂停综合征**的冠心病患者要进行**睡眠呼吸监测**，且必要时进行治疗

　　睡眠呼吸暂停综合征是一种常见的疾病，中国患者高达 1 亿多人。睡眠呼吸暂停综合征与心脑血管疾病的发病有着密切的关系，其中冠心病患者中合并睡眠呼吸暂停综合征的概率高达 65%。在睡眠过程中反复发生呼吸暂停，会导致间歇性低氧血症，可引发自主神经功能紊乱、氧化应激及炎症反应、血管内皮细胞损伤、血流黏度增高、高凝状态、纤维溶解系统异常及内分泌代谢异常等。同时可以刺激神经中枢和心血管化学感受器，进一步引起交感神经持续兴奋，促使血管收缩，循环阻力增加，血压升高，左心室后负荷增大，冠状动脉供血量减少，从而使冠心病患者症状加重，甚至引发患者夜间猝死。睡眠呼吸监测，是明确有无睡眠呼吸暂停综合征的主要检查方法，冠心病患者要注意及时进行睡眠呼吸监测，筛查是否合并此类疾病。冠心病患者若合并肥胖、上气道结构异常，或具备明显症状体征（如下颌短，颈部短，"熊猫眼"，面色晦暗、发紫，易疲劳、困倦等），或为绝经期女性，尤其要注意进行睡眠呼吸监测。

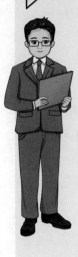

　　睡眠呼吸暂停综合征引起的心血管危害应高度重视，有效治疗睡眠呼吸暂停综合征对预防和治疗冠心病具有重要意义。对于已经确诊睡眠呼吸暂停综合征的患者，需要进行鼻、口腔、咽部及喉部检查，明确呼吸道塌陷或狭窄的部位，排除有无梗阻性病变；同时要排除甲状腺功能异常等全身疾病的可能。治疗首先要从改善生活习惯，控制体重、戒除烟酒，尽量避免使用镇静药物，并积极治疗基础疾病。如果只是单纯打鼾或轻中度睡眠呼吸暂停，可佩戴口腔矫治器治疗。对于重度睡眠呼吸暂停综合征患者，首选使用无创呼吸机。如果有明显的严重影响呼吸的上呼吸道结构异常，如扁桃体肥大、鼻息肉等疾病，可进行手术治疗。其他治疗手段如调整体位、口腔负压装置和舌下神经刺激器，也可以在一定程度上改善呼吸暂停的症状。

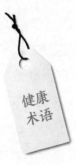

　　睡眠呼吸暂停综合征：连续 7 小时睡眠中发生 30 次以上的呼吸暂停，每次气流中止 10 秒以上（含 10 秒），或平均每小时低通气次数（呼吸紊乱指数）超过 5 次，而引起慢性低氧血症及高碳酸血症的临床综合征．可分为中枢型、阻塞型及混合型。

（马　晶）

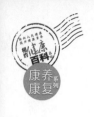

29. 为什么**练习太极拳**或**八段锦**对冠心病患者有益

　　太极拳、八段锦均属于中国传统保健功法，其动作柔缓、姿势含蓄、劲力浑厚，要求练习者在保持松静自然的基础上，全身协调运动，同时配合呼吸吐纳，讲求意、气、力的协调统一，强调天人合一、动静结合，主旨为调身、调息、调心，是理想的运动保健功法。

　　调身：通过身体运动来调整姿势和动作。

　　调息：调整气息和呼吸形式。

　　调心：调整思绪和情绪。

专家说

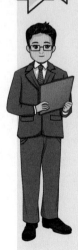

　　1. 练习太极拳对冠心病患者的益处　以太极拳为主的中医传统运动可改善冠心病患者的血压、血脂等心血管危险因素，提高心肺功能，改善生活质量。同时，可身心兼顾，改善患者焦虑、抑郁状态，预防心肌缺血，是冠心病患者理想的运动保健功法。经常练习太极拳的益处有：①可使心脏冠状动脉供血充足，心脏收缩有力，同时改善呼吸系统功能；②可促使静脉血回流心脏，使心脏每次收缩的搏出量增多；③可降低血胆固醇水平，减少动脉硬化等致病因素；④可增加腿部及腰部力量，改善腰背疼痛；⑤可增加身体协调性，减缓骨质疏松，减少跌倒风险。

2. 太极拳流派众多，该如何选择 太极拳目前流传较广的流派主要有陈式、杨式、吴式、孙式等；常见太极拳类型包括十二式、二十四式、四十二式和四十八式，其中简化二十四式是最常见的类型。杨式太极拳容易练习，动作容易记忆，没有跳跃、腾空等高强度动作，运动强度相对较低，安全易行，锻炼效果佳，是比较适合各类心脏病患者的类型。一般太极拳练习时间可从 10 分钟到 90 分钟不等，多数为 30~45 分钟。2021 年，高嘉良等人在《中医杂志》上发表的文章指出，练习杨式太极拳时的心率可达心率储备的 58%，峰值摄氧量为 55%，能量代谢约为 2.9~4.6 代谢当量，相当于中等强度的有氧运动，能显著提高练习者的最大摄氧量。

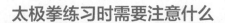

健康加油站

太极拳练习时需要注意什么

太极拳虽然动作相对柔缓，但仍然是一种体育锻炼。因此，和其他运动一样，冠心病患者进行太极拳练习前需要经专业医师评估，从方式、频率、强度、时间各方面综合考虑，拟定运动处方，以达到最好的运动效果，并规避运动风险。特别是对于一些病情相对较重、年龄较大的患者，运动锻炼的安全性是第一位的。

在太极拳练习的过程中，必须保护好膝关节和髋关节。膝关节是人体运动的关键部位，但也十分脆弱，老年人由于骨质疏松和肌力下降更易受损。在太极拳

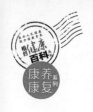

的整套动作里，膝关节基本都处于不同程度的弯曲状态，做动作时还要受各方向的作用力。如果训练不得要领，则有可能引发膝关节慢性劳损或炎症，导致膝关节疼痛。

（江　巍）

五

冠心病的
预防

（一）高血压康复怎么办

30. 为什么有的**高血压患者**需要**终身服药**，有的却不需要

　　高血压按照病因分为原发性（占90%以上）和继发性。原发性高血压是可控制但不可治愈的终身疾病。继发性高血压随着原发性疾病的治愈，血压可逐渐恢复正常，部分患者由于原发性疾病不能根治或治疗后血压仍高也被视为终身疾病。高血压是否需要服药，是否需要终身服药，需对病情进行全面评估，医生会了解患者高血压的严重程度、病程、治疗反应以及并发症等，制订个体化的降压方案。

　　1. 患高血压就必须要吃抗高血压药吗　一些年轻患者由于精神压力增大而出现血压升高，当调整好情绪，心情愉悦，血压可恢复正常；妊娠高血压患者在分娩后，一般血压可恢复正常；更年期高血压患者，一般度过更年期后血压可恢复正常。一些轻症患者通过注意休息、减重、合理饮食和戒烟限酒等生活方式管控，血压也可恢复正常。部分继发性高血压患者，根除其导致血压升高的病因后，血压也可恢复正常。

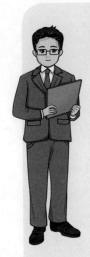

这类患者能够停用或不用抗高血压药，但绝大多数高血压患者需要服药，还要视具体情况而定。

2. 抗高血压药吃上就不能停吗　一般情况下，大多数原发性高血压患者需要长期、终身服药，从而达到长期维持血压稳定的目的。因为用药后的血压下降是药物作用的结果，一旦药物减量或停药血压就会再次升高，终身用药可控制血压并减少并发症。而对于一些轻度高血压患者，如果积极进行自身调整，在药物减量或停药后血压可达标且保持平稳，那么这部分患者便可以通过非药物方式进行血压的长期维持。但如果进行一段时间非药物治疗后血压仍得不到控制，就需要进行药物治疗，并定期监测治疗效果，及时调整治疗方案。对于靶器官已经受损的高血压患者，基本都需要终身服药治疗，即使血压恢复正常，也不建议擅自停药。

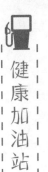

健康加油站

有无新的治疗方法或技术可以治疗高血压

近年来，经皮去肾神经术在难治性高血压的治疗方面备受关注。采用射频能量、超声能量、冷冻能量、化学物毁损等方式将位于肾动脉外膜上的交感神经纤维进行一定程度的毁损，使全身交感神经兴奋水平下降，进而引起动脉血压下降。已成为除药物治疗和生活方式干预之外，高血压治疗的"第三驾马车"。

（谢　翔）

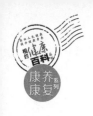

31. 为什么**睡眠不好**会影响血压

关键词

失眠　高血压

在生活中，一个人没睡好，第二天往往会觉得头晕、头痛，甚至血压升高。事实上，人们的睡眠状况和血压息息相关。在正常情况下，人体夜间血压会降低 10% 以上。但在失眠的状态下，下丘脑 - 垂体 - 肾上腺轴过度活跃，交感神经异常兴奋，可导致夜间血压升高。同时，失眠还会导致白天出现疲倦、不良情绪等负面影响，进而影响一整天的血压。因此，睡眠不好会使血压升高，增加患高血压的风险。

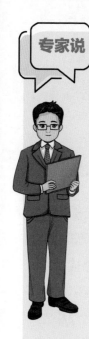

专家说

1. **补觉能否补偿熬夜造成的损害**　长期睡眠质量不佳、熬夜或失眠后，血压可能会显著升高，还可能会造成左心房增大。如果熬夜且伴有睡眠呼吸暂停综合征，血压升高的风险更高，而且这种伤害，不是第二天白天补觉就能补回来的。

2. **"春困秋乏，夏打盹，睡不醒的冬三月"，是不是睡得越多越好**　冬季越晚气温越低，寒邪越容易入侵，再加上熬夜，很容易使血压和血液黏稠度上升，诱发感冒或伤害血管。过长的睡眠同样有害，2021 年《美国医学会杂志》（*JAMA*）发表的研究表明，7~8 小时的睡眠时间最有益，超过 9 小时反而会显著增加心血管不良事件的发生。

3. 警惕睡眠呼吸暂停综合征 睡眠呼吸暂停综合征是一种与睡眠相关的呼吸系统疾病，也是高血压的常见病因。这类患者多伴有超重或肥胖，睡眠时鼾声如雷，甚至出现憋醒，醒后还有疲倦、乏力、头痛、头晕等症状。由于睡眠过程中反复出现通气不足或呼吸暂停，导致机体缺氧和睡眠紊乱，交感神经系统激活，进而引起血压升高，还可引发心脑血管疾病，需要警惕。

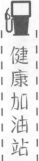

健康加油站

出现哪些现象提示可能患有失眠

除入睡困难、易醒、早醒、多梦、无干预难以入睡等常见睡眠困难外，出现以下一种或一种以上的睡眠困难相关症状，且持续时间较长，则需考虑诊断失眠障碍。

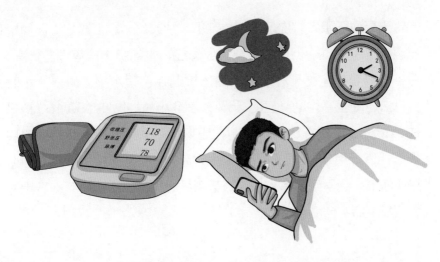

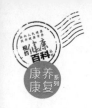

症状包括疲劳或萎靡不振；注意力、专注力或记忆力下降；社交、家庭、职业或学业能力减退；情绪不稳或易激惹；日间瞌睡；出现行为问题，如活动过度、冲动或具有攻击性；动力、精力或主动性减退；易犯错或易出事故；对自身睡眠质量非常关注或不满意等。

（谢　翔）

关键词

高血压　降压标准

32. 为什么**血压不是降得越快越好、越低越好**

对于高血压患者，血压并不是降得越快越好、越低越好，高质量降压达标才是关键。但如发生高血压急症、主动脉夹层等危急情况，在保护靶器官的前提下，尽快将血压控制在合理水平。通常 1 小时后，将血压降至平均动脉压的 25%；2~6 小时控制在 160/100 毫米汞柱；24~48 小时需将血压控制在正常水平，其余情况并不适宜快速降压，最好用 4~6 周的时间将血压逐渐降低到理想水平。片面追求降压速度，会导致心率加快，甚至引发心绞痛、心肌梗死，严重的还会危及生命。

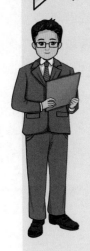

1. 血压并不是降得越快越好　血压快速下降可出现以下情况。

（1）脑动脉供血不足：血压降得太快，会影响脑动脉供血。尤其中老年患者，易发生直立性低血压，出现头晕、目眩等症状，严重脑供血不足还可诱发急性脑梗死。

（2）心脏血液灌注不足：若舒张压过低，会造成心脏舒张期供血不足，发生缺血、缺氧，诱发心绞痛。

（3）肾脏损伤：血压降得太快，会引发肾脏供血不足，导致肾脏小动脉硬化，管壁增厚，管腔变窄，进而继发肾实质缺血性损害。

2. 血压也不是降得越低越好　正常的血压能够满足并完成人体各组织供血，各系统生理代谢才能正常进行。如果血压过低，低于 80/50 毫米汞柱，情况就相当危险。若不能及时纠正，会导致心脑供血不足，全身其他器官动脉供血同样会受到严重影响，诱发多器官衰竭、心源性休克等危急情况。

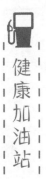

健康加油站

降血压的标准是什么

《中国高血压防治指南》指出，不同的高血压人群，降压标准略有差别。

对于无并发症的一般高血压患者及年龄在 65~

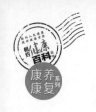

79 岁的老年人，降压目标为 <140/90 毫米汞柱，如可耐受，理想目标可降至 <130/80 毫米汞柱；80 岁及以上老年人、严重认知功能减退甚至痴呆患者降压目标为 <150/90 毫米汞柱；并存多种并发症或老年综合征患者降压目标需要个体化分析，衰弱患者收缩压目标 <150 毫米汞柱，但不低于 130 毫米汞柱；对于合并冠心病、糖尿病、肾脏疾病、心力衰竭、脑卒中、认知功能障碍的高血压患者，在可耐受的情况下，可降至 <130/80 毫米汞柱。

（谢　翔）

33. 为什么血压控制正常以后，仍要长期维持管控

当血压达标后，大多数患者可能会认为高血压已被治愈。此时，一旦自行停止原有治疗方式，可能会出现血压反复波动，而患者不自知的情况，长此以往，可能会加重高血压造成的相关靶器官损害风险。因此，高血压患者在血压控制达标后，仍须在医生的指导下进行血压的长期维持管控。

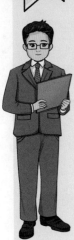

1. 遵医嘱服药但血压出现偶尔波动，是不是没有管控好 按时规律服用抗高血压药物，平时已达到降压目标，但血压偶尔出现波动，并不一定代表血压没有被管控好。血压出现偶尔波动可能是多种原因造成的，如情绪起伏、过于劳累、饮食因素等。因此，当出现血压偶尔波动的情况时，可进一步排除是否为环境因素或情绪因素影响，积极进行生活方式改善。但若血压波动较频繁，或无法判断原因时，应及时寻求医生的指导，积极调整管控方式。

2. 如何实现长期维持、管控血压

（1）药物治疗：按时规律服用抗高血压药物，在医生的指导下，选择合适的抗高血压药；从小剂量开始，逐渐增加剂量；尽量使用长效药，以维持 24 小时血压稳定；联合用药，长期用药；同时注意观察药物副作用，出现副作用时，及时寻求医生指导，调整用药方案。

（2）生活方式干预：有助于控制血压，血压维持管控"生活化"常见方式有以下几种。

1）减轻体重：将 BMI ［体重（千克）÷ 身高的平方（米^2）］尽可能控制在 24kg/m^2 以下。男性将腰围控制在 90 厘米以内，女性将腰围控制在 85 厘米以内。

2）减少钠盐摄入：目前世界卫生组织建议每人每日盐摄入量控制在 5 克以内。

3）增加含钾高的蔬菜或水果的摄入：每日吃新鲜蔬菜、水果，如冬瓜、菠菜、香蕉、橘子等。

4）减少脂肪摄入：减少食用油摄入，少吃或不吃肥肉和动物内脏。

5）戒烟限酒：彻底戒烟，避免被动吸烟。限制饮酒或不饮酒。

6）适当运动：根据自身情况制订合理的运动计划，如每周4~7次中等强度运动，每次持续30~60分钟。

7）减轻精神压力，保持身心愉悦：必要时进行心理干预，寻求专业心理医生的指导与帮助。

（谢　翔）

34. 为什么要关注
无症状高血压患者

提及高血压，大多数人都不陌生，很多患者往往因为头晕、头痛等不适就诊才发现患有高血压，但是部分患者没有典型症状，因而得不到及时合理的治疗。无症状性血压升高，指在未服用抗高血压药的情况下，非同日测量三次，血压均高于正常值，但患者没有出现任何自觉症状。但是，无症状不等于无危害，长期血压增高会造成心脏、大脑、肾脏等靶器官损害，甚至增加早逝风险。因而，无症状高血压更应该引起高度重视。

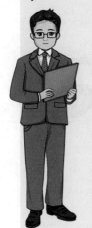

1. 高血压为何会无症状

（1）初发高血压，出现高血压病史较短，未引起严重的脏器损害，暂时没有表现出症状。

（2）血压波动较小，部分患者血压高但浮动范围小，可能不会引起明显症状。

（3）耐受度较强，部分患者身体条件好或适应能力强，可以耐受高血压引起的不适。

（4）身体敏感度低，老年人由于身体机能减退或神经感觉迟钝，对高血压反应不敏感。

（5）阶梯式适应，血压升高比较缓慢，身体逐渐适应了较高的血压水平。

2. 如何发现无症状高血压　定期监测很重要。对于高血压患者，建议每天测量；血压控制良好的患者，建议每周测量 1~2 次；初诊或血压未控制的患者，建议每周至少连续 3 天测量。

无其他心脑血管疾病，但近期频繁出现原因不明的头晕、头痛、视物模糊、疲倦、睡眠欠佳、记忆力减退等症状；既往家族中有高血压患者；长期吸烟、肥胖、血脂异常；患有睡眠呼吸暂停综合征、糖尿病的高危人群，需定期进行健康体检，规律进行血压监测，提高高血压知晓率及管控意识才是根本。

关键词

高血压　无症状

关于高血压靶器官损害，常见心脏损害，如冠心病、心肌梗死、心力衰竭；脑血管损害，如脑卒中、短暂性脑缺血发作；肾脏损害，如肾功能不全、慢性肾衰竭。血管疾病，如动脉粥样硬化、外周动脉疾病、视网膜病变等。

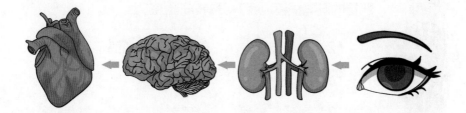

（谢　翔）

35. 为什么同样需要**重视**年轻的高血压患者

提起高血压，人们往往认为是中老年人的"专利"，殊不知，近年来青年高血压发生率逐渐增高。青年高血压往往缺乏典型症状，平时没有太多不适，只在过度疲劳或剧烈运动后才感到一些不适，如头晕、胸闷等。由于初期症状不明显，所以往往被忽视，主动测量血压的人比较少，多数是体检测量血压时发现。并且年轻人本身不愿意过早服药，青年高血压患者相较于老年患者，对高血压的知晓率、治疗率和控制率都比较低。

1. 青年高血压特征 一般年龄在 18~45 岁，在未使用抗高血压药物的情况下，非同日 3 次测量诊室收缩压 ≥ 140 毫米汞柱和 / 或舒张压 ≥ 90 毫米汞柱的患者被称为青年高血压。青年高血压多见于超重、肥胖和代谢异常者，以舒张压升高为主，收缩压与舒张压同时增高者也有，但多为轻度高血压，占比超过 70%。很多人对高血压的认识存在误区，认为收缩压不高就不是高血压。2002 年，Domanski 等人在《美国医学会杂志》（*JAMA*）上发表的研究表明，在收缩压正常的情况下，舒张压升高同样会导致预后不佳，心血管疾病死亡风险会随着舒张压升高而显著升高。

2. 注意甄别，准确评估 准确测量血压是诊断高血压的基础。对于新诊断的诊室血压值较高的患者，推荐诊室外血压测量，包括动态血压监测和家庭血压监测。建议每天固定时间，在平静状态下测量，通过自我测量了解血压的动态变化，有助于消除治疗惰性，改善血压的控制。

在降压治疗前，进行准确的血压测量和评估心血管疾病风险非常重要。由于青年高血压人群常见"白大衣性高血压"和"隐匿性高血压"，仅凭诊室血压测量难以准确诊断。发现血压升高时，应寻找血压控制不良的因素，甄别假性高血压。包括血压测量不规范、药物影响、精神紧张等导致的血压升高，高钠饮食、过度饮酒、吸烟也是血压难以控制的重要因素。另外，要注意排查其他继发性高血压原因，包括肾病、肾动脉狭窄、原发性醛固酮增多症等。必要时进行心理、精神评估。

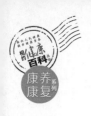

关键词

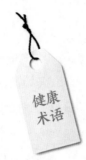

健康术语

1. **白大衣性高血压** 又称为单纯诊室高血压或孤立性临床高血压，其特点为诊室血压高，但家庭血压监测或动态血压监测正常。

2. **隐匿性高血压** 是血压异常变化的一种特殊类型，其特点为诊室内血压正常，但家庭血压监测或动态血压监测较高。

（谢　翔）

高血压　运动降压

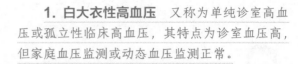

36. 为什么**运动时血压更高**，医生却说**运动可以降压**

　　运动时交感神经兴奋，产生心率加快、血管收缩等一系列生理反应，此时血压随之升高。但运动中的血压，并不代表真实的血压。事实上，选择科学合理的运动降压方案，一定程度上可以显著降压。

　　运动可以降低血压的原因是多方面的。首先，运动可以改善人体自主神经功能，降低交感神经的兴奋性，改善心肺能力，降低心率，减少升高血压相关激素的分泌，使血压下降。其次，运动可以通过增加一氧化氮的释放和减少氧化应激来增强内皮依赖性血管松弛，改善血管结构功能，促进血液循环，增加血管的弹性。再次，运动可以促进身体内脂肪的代谢和消耗，降低血液中的胆固醇和甘油三酯水平，从而减少血管堵塞的风险，降低血压。最后，运动还可以提高身体的免疫力，健康状况的改善也有助于降低血压。

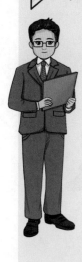

1. 运动降压的适用人群　适用运动降压及预防保健的人群包括但不限于健康人群、心血管疾病高风险人群、高血压前期人群、无禁忌证的高血压人群等。适量运动可以帮助预防和控制高血压。为充分发挥运动的降压效果，建议人们长期坚持适量的有氧运动和力量训练。在进行运动降压之前，建议先咨询医生的意见，根据自身情况选择合适的运动方式和强度，确保安全有效。

2. 高血压患者运动训练的绝对禁忌证　重度有症状的主动脉狭窄、急性心肌梗死和主动脉夹层等严重心血管系统疾病以及其他不适宜运动的情况，如重症高血压（血压高于 180/100 毫米汞柱）、高血压危象及合并其他严重并发症的高血压患者，均需进行详细的检查及评估，不可即刻进行运动降压。

3. 运动降压的方式推荐　常见的有氧运动形式包括快走、慢跑、骑自行车、广场舞、登山等，是管理高血压的主要推荐运动方法。目前建议中青年高血压患者或正常高值人群（即收缩压 130~140 毫米汞柱、舒张压 80~90 毫米汞柱），每周进行 300 分钟中等强度或 150 分钟高强度活动。对于老年高血压患者也需每日步行活动一段时间，不能久坐。运动要量力而行，

循序渐进，尤其是没有运动习惯的人，要逐渐增加运动强度和时间。建议在运动前、运动后休息 30~60 分钟后测量血压。同时运动过程要注意补充水分、电解质和能量，避免脱水。

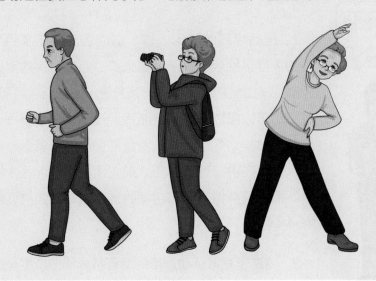

（谢　翔）

37. 为什么医生**不允许**患者
在血压很高的时候运动

高血压患者可以参加体育运动，积极运动能有效降低收缩压和舒张压。2013 年，在《美国心脏协会杂志》（*JAMA*）上发表的文章提及，运动可使舒张压降低 2~10 毫米汞柱，收缩压降低 3~

14 毫米汞柱。但在血压异常升高时运动，会给心脏带来额外负担，可能会导致血压不降反而上升，增加发生心血管事件的风险。这种情况的原因是什么呢？

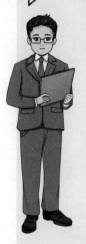

在血压很高时进行运动，可能会对身体产生复杂的影响。一般来说，适度运动对降低血压和维护心血管健康有益，但血压很高时，应该谨慎选择运动方式和强度，有以下几种原因。

1. 增加心脏负担　高血压是心脏负担加重的表现，过度剧烈运动可能会进一步增加心脏负担，导致心脏需氧量增加，可能引发心绞痛或心肌梗死等严重问题。

2. 引起危险的血压升高　在患有高血压的情况下，剧烈运动可能引起血压升高得更厉害，尤其是重量训练或爆发性运动（如跳绳、快跑等），这可能对心脏和血管造成更大的压力，增加心血管事件的风险。

3. 液体和电解质过度失衡　运动时，人体会排出一定量的液体和电解质。对于血压很高的患者，这可能导致进一步的血容量减少，使得血液更加黏稠，从而增加心脏负担。

4. 安全隐患　高血压可能伴随其他心血管问题，如动脉硬化等。在这种情况下，运动可能增加动脉破裂或血栓形成的风险，造成更严重的后果。

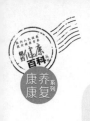

尽管如此，适度的有氧运动对于血压的调控有积极的作用。规律运动可以帮助降低血压，提高心血管系统的健康水平。但对于血压异常升高的个体，特别是未经治疗的严重高血压患者，应在医生的指导下选择适当的运动方式和强度，并定期监测血压变化，以确保安全。在任何运动计划开始之前，需要进行全面的健康评估。

（王 磊）

38. 为什么**血压高**，医生却给**开具非抗高血压药**

谈论血压时，通常会关注两个数据——收缩压和舒张压。收缩压是心脏收缩时血液对动脉壁施加的压力，而舒张压是心脏舒张时动脉内的血压。血压高指的是血压处于稍微高于正常范围的情况。这可能是由于情绪激动、劳累、饮食等生活方式因素引起的暂时性血压升高。血压高时，可能会感觉心跳加快，有些人可能会头痛或者感到不适。高血压则是持续性的血压升高，这意味着血压长时间高于正常水平。如果多次测量发现收缩压超过 140 毫米汞柱或者舒张压超过 90 毫米汞柱，那么可能患有高血压。高血压是一种慢性疾病，如果不控制，可能增加患心脏病、脑卒中等心血管疾病的风险。

因此，尽管血压高和高血压都与心血管健康有关，但它们之间的区别在于高血压是一种长期、持续性的血压升高，而血压高则可能是暂时性的血压升高，需要密切关注并采取适当的措施防止进一步的健康问题。

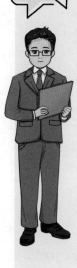

专家说

血压是指心脏每次搏动时推动血液到动脉中的力量，包括收缩压（心脏收缩时的血压）和舒张压（心脏舒张时的血压）。正常的血压范围是<120/80毫米汞柱，其中"120"表示收缩压，"80"表示舒张压。血压在（120~139）/（80~89）毫米汞柱范围为正常高值，即"血压高"；如果多次测量发现收缩压超过140毫米汞柱或者舒张压超过90毫米汞柱，则为"高血压"。可见"血压高"和"高血压"是两个相关但不完全相同的概念。血压高，不一定就是高血压。

总体而言，"血压高"是一个较宽泛的术语，可以包括一些正常范围内血压值偏高的情况。而"高血压"是一个明确定义的医学术语，指在较长时间内持续升高的血压水平，是需要进行干预和治疗的慢性疾病。在医学上，高血压的诊断通常需要基于多次测量，并在多个时间点确认。

紧张、失眠、熬夜、疼痛等原因会导致血压偏高，通过服药使这些因素缓解后，血压也会恢复到正常范围。这些情况不能诊断为高血压，自然也就不能开具抗高血压药了。

（王　磊）

39. 为什么复诊时因想让医生看 **"真实血压"** 而**停服 抗高血压药**，却遭到了 医生的批评

关键词

高血压　服药　复诊

高血压患者通常在医生的指导下长期服用抗高血压药。复诊时，有的患者会停止服药几天，想让医生看到停药后的"真实血压"状况。然而，这样的血压不仅不真实、不安全，而且会影响医生调整药物及确定下一步治疗方案。

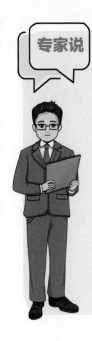

专家说

1. 复诊的意义　对于服用抗高血压药治疗的高血压患者，复诊时医生需要看到的是规律服药后的结果，以此判断用药的疗效。因此必须按照医嘱规律服药，或者即使不按医嘱，也是在规律用药的基础上测到的血压水平，才能反映用药后的真实状况，判定药物疗效，为调整治疗方案提供依据。

如果不规律服药，测量的血压水平无论是高或低，医生都难以判断真实的药物疗效，复诊的意义、效应也就小了许多。

2. 高血压患者复诊前服药及监测原则

（1）遵医嘱服药：严格按照医嘱和处方服药。药物的种类、剂量和用法都应当按照医生的建议进行，不可自行减少或增加药量。

（2）定时定量：按时按量服药，保持规律。高血压药物通常需要每天固定时间服用，以保持稳定的药物浓度，从而有效地控制血压。

（3）不中断治疗：不可擅自中断治疗。即使患者感觉症状好转或血压稳定，也不能自行停药。中断治疗可能导致血压升高，有增加心血管事件的风险。

（4）药物调整应在医生的指导下进行：如果患者感觉服用药物存在不适或想要进行调整，应在医生的指导下进行。医生会根据患者的情况和需要，调整药物种类、剂量或联合用药。

（5）监测血压：在复诊前，患者可以在家中定期测量血压，记录并交给医生。这样可以帮助医生更好地了解患者的血压控制情况，从而决定是否需要调整药物。

（6）注意药物的副作用：高血压药可能会有一些副作用，患者应当注意身体的变化，如头晕、乏力、肌肉疼痛等，并及时向医生汇报，以便及时调整治疗方案。

（王　磊）

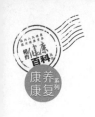

40. 为什么**日常穴位保健**可以**降血压**

中医认为穴位是经络气血聚集之处，是脏腑经络之气输注于体表的特殊部位，与经络气血脏腑的活动有密切关系。穴位既是疾病的反应点，也是治疗的刺激点。中医通过针灸或推拿、点按、艾灸刺激相应的经络穴位以治疗疾病。

穴位按摩可明显改善高血压患者头晕、头痛等临床症状，并可通过舒缓紧张、改善睡眠等方式协助控制血压。通过对穴位的按摩刺激，可协助药物治疗，更好地控制血压，并可改善高血压患者头晕、头痛、失眠等临床症状，改善微循环，促进健康。

专家说 高血压日常穴位保健怎么做

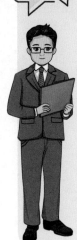

1. 百会 百会位于头之巅顶，系手、足三阳和督脉、肝经之会穴，有补益的作用，还可化清窍痰浊，具有醒脑定眩之功效。用拇指按压穴位，每次揉按5~10分钟，以有酸胀感为宜，早晚各1次。

2. 风池 风池位于项部，枕骨之下，颈部两条大筋外缘的凹陷中，属足少阳胆经，为手少阳、足少阳、阳维和阳跷脉之会。风池可主治头痛、颈椎病、高血压、脑卒中、神经衰弱等多种疾病。按摩时拇指分别按同侧穴位，同时揉按，每次 5~10 分钟，以有酸胀感为宜，早晚各 1 次。

3. 太冲 太冲位于足背侧，第一、二跖骨结合部之前凹陷处，为足厥阴肝经原穴，有泻肝火、制亢阳之效。按摩时先左后右，用拇指按压穴位，每次揉按 5~10 分钟，以有酸胀感为宜，早晚各 1 次。

4. 涌泉 涌泉位于足底部，蜷足时足前部凹陷处，本穴为肾经经脉第一穴，穴名意指肾经经水由此外涌出体表，它既能补肾水，又能泻肾火，有双向调节作用，肾之水火既济，能安心神、宁心志。把右腿放在左腿上，右手扶住脚背，左手按揉穴位，每次 5~10 分钟，以有酸胀感为宜，然后换对侧按压。早晚各 1 次。

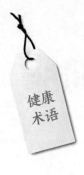

健康术语

1. 百会 位于头顶正中心，后发际正中直上 7 寸，当两耳尖直上。简易取穴法：头顶正中心，从两边耳尖划直线与鼻到后颈直线的交叉点。

2. 风池 后枕部两侧入发际 1 寸，两条大筋外缘的凹陷中。简易取穴法：双手拇指、中指自然放到枕骨两边，轻轻向下滑动至后枕部明显的凹陷处，即是风池。

3. 太冲 位于足背第一、二跖骨结合部之前凹陷处。简易取穴法：手指沿踇趾、次趾夹缝向足背方向轻推，推至第一、二跖骨结合部前下方可触及一个小凹陷，距离约为足趾趾缝边缘二横指处。

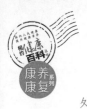

4. 涌泉 位于足底，第 2、3 趾蹼缘与足跟连线的前 1/3 与后 2/3 交点处。简易取穴法：用力弯曲足趾时，足底前部出现的凹陷是涌泉。

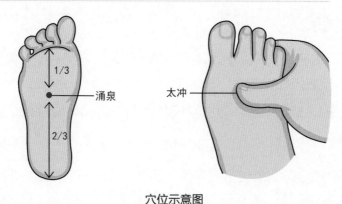

穴位示意图

（江　巍）

（二）血脂异常康复怎么办

41. 为什么**不胖血脂也会增高**

虽然体重和血脂水平之间通常存在一定的关联，如肥胖常伴随高脂血症，但也并非完全一致，有些体重正常的人也可能伴有血脂异常。

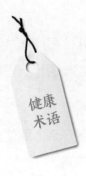

血脂: 是血液中所含脂质的总称,主要由胆固醇、甘油三酯、游离脂肪酸和磷脂等组成,因为脂质不溶于水,需要跟一些可溶性蛋白结合形成脂蛋白,才能在血液循环中运输和代谢。按照脂蛋白的组成、密度、特性等不同,分为乳糜微粒、极低密度脂蛋白、低密度脂蛋白、中密度脂蛋白和高密度脂蛋白。平时化验的血脂指标主要包括总胆固醇、甘油三酯、低密度脂蛋白胆固醇、高密度脂蛋白胆固醇、脂蛋白a。

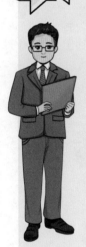

导致血脂高的可能因素

1. 遗传因素 是影响血脂水平的重要因素。即使体重正常,如果家族中有高脂血症的病史,可能会有较高的患高脂血症的风险。一种与基因缺陷有关的遗传性疾病——家族性高胆固醇血症,表现为血液中的低密度脂蛋白高于正常人群,与体重和饮食习惯无关。

2. 饮食习惯 高脂肪、高胆固醇饮食会导致血脂升高,某些食物可能会增加体内胆固醇合成或影响脂质代谢。

3. 缺乏运动 运动有助于提高身体对胰岛素的敏感性,有助于控制血脂水平。久坐、少运动会导致不能消耗摄入的热量,从而引起血脂升高和体脂超标。

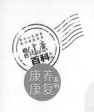

4. 代谢综合征 代谢综合征是一组与肥胖、高血压、高血糖、高血脂、高尿酸血症等有关的综合征，可能与遗传、不良生活方式有关。

5. 激素水平 某些激素异常可能导致血脂升高，即使体重正常。如甲状腺功能减退症可能导致血脂水平升高。

6. 药物影响 一些药物可能影响血脂水平。如一些避孕药和某些抗精神病药可能导致血脂水平升高。

无论是否有体重问题，如果发现自己的血脂水平异常，建议咨询医生进行详细的检查和评估。医生可以帮助确定具体原因，并提供适当的治疗方案，如调整饮食、增加运动、药物治疗等。

（李 莹）

42. 为什么没有**冠心病**，**血脂异常**也要治疗

冠心病的全称是冠状动脉粥样硬化性心脏病，是因为血脂中"坏的胆固醇"沉积在血管壁，导致供应心肌血液的血管狭窄，从而引起心肌缺血。血脂异常是冠心病最重要的危险因素之一。导致冠心病的危险因素还包括高血压、糖尿病、吸烟、超重、缺乏运动以及遗传因

素，其中血脂异常在引发动脉粥样硬化的众多危险因素中最突出、影响最大。因此，没有冠心病的血脂异常人群进行治疗的目的是最大限度地降低发生动脉粥样硬化的风险，这种治疗也被称为一级预防，就是"治未病"。

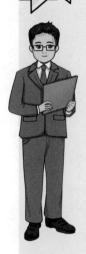

专家说

血脂异常应该如何对待

1. **个体风险评估** 即评估个体 10 年内发生动脉粥样硬化的可能风险，美国的评估模型是 Framingham 心脏研究，欧洲的评估模型是 Score 评分，英国采纳 Nice 评分，目前中国还没有自己的评估模型，心血管专科医生会根据个体的风险因素进行评估，包括家族史、年龄、吸烟状况、血压情况、血糖水平等进行危险分层，并制订适合个体的预防计划。

2. **坚持健康生活方式** 通过采取一系列健康的生活方式，如健康的饮食、定期锻炼和控制体重，可以有效控制血脂水平、维持正常的血压和血糖水平，预防动脉粥样硬化的发生。

3. **长期预防和管理** 长期来看，通过维持健康的生活方式和控制血脂水平，可以减缓动脉粥样硬化的发生和进展，从而降低患动脉粥样硬化的风险。2020 年，Domanski 发表在《美国心脏病学院杂志》（*JACC*）的文章表明，动脉粥样硬化的程度与血脂异常的程度以及暴露时间成正比，因此，应该尽早关注和管理自己的血脂异常。

（李 莹）

43. 为什么**胆固醇**也**分好坏**

康养康复 系列

关键词

胆固醇　低密度脂蛋白胆固醇　高密度脂蛋白胆固醇

胆固醇是一种脂质，它在人体中参与多种重要的生理活动，包括构建细胞膜、合成激素和维生素 D，以及参与胆汁酸的合成。然而，胆固醇本身是不溶于水和血液的，需要水溶性载脂蛋白的帮助才能在血液中进行运输，平时的化验就是测定高密度脂蛋白胆固醇、低密度脂蛋白胆固醇在血液循环中的水平。

专家说　胆固醇是人体必需的物质

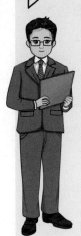

首先要明确的是胆固醇是人体必需的营养物质，参与人体的多项生理活动，如参与胆汁的形成，用于消化脂肪；参与细胞与细胞膜的构成，确保大脑和神经系统的正常发育；参与人体免疫系统的防御机制等。其次，不同的脂蛋白胆固醇的功能不同，高密度脂蛋白胆固醇携带胆固醇从外周组织进入肝脏，使胆固醇在肝脏中被分解、代谢，最后排出体内，可以降低心血管疾病的风险，因此它也被称作"好胆固醇"。低密度脂蛋白胆固醇则会把胆固醇从肝脏输送到组织细胞，以保证组织细胞对胆固醇的需求。但如果低密度脂蛋白胆固醇在血液中的水平过高，就可能在动脉壁上沉积，是形成动脉粥样硬化的基础，尤其是在有动脉内皮损伤的血管，更容易沉积，从而形成动脉粥样斑块，导致动脉狭窄和心血管疾病，所以常被称为"坏胆固醇"。

胆固醇水平越低越好吗

维持适当的低密度脂蛋白胆固醇和高密度脂蛋白胆固醇水平对心血管健康至关重要。过高的低密度脂蛋白胆固醇水平与动脉粥样硬化和冠心病风险增加相关，而较高的高密度脂蛋白胆固醇水平则被认为对心血管健康有益。但是，过低的胆固醇水平也会对健康造成威胁，高密度脂蛋白胆固醇过高或过低也会增加感染的风险。因此，身体中的胆固醇并没有绝对的好坏之分，而且人体本身有维持胆固醇稳定的调节机制，不同人的理想胆固醇水平是不一样的，需要医生的专业建议，遵循个体化、分层管理的原则。

（李　莹）

44. 为什么说**颈动脉斑块**就是**血管"生锈"**了

斑块是指胆固醇、钙盐、纤维蛋白等物质在血管内壁逐渐沉积形成的一种病变，会导致血管狭窄或阻塞，进而影响脏器的血液供应。将颈动脉斑块比喻为血管"生锈"是一种形象的说法，用于描述斑块的形成和发展过程。

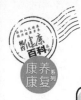

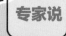

血管"生锈"的前因后果

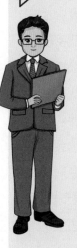

关键词

颈动脉 斑块 动脉硬化

1. 斑块形成 就像金属表面可能因氧化而生锈一样，动脉内壁也可能在受损的情况下形成斑块。以下两个因素会启动和加速斑块形成，一是因高血压、炎症、吸烟造成血管内皮受损，二是血液中高水平的低密度脂蛋白胆固醇沉积在受损的动脉内壁。

2. 炎症和细胞反应 动脉内壁受损可能会引起炎症反应，这里的炎症指非感染性炎症，吸烟、情绪问题同样可以引发，白细胞和其他细胞可能被吸引到受损的区域，试图修复损伤。然而，过度的炎症反应可能导致更多的斑块形成。

3. 动脉硬化 随着时间的推移，这些斑块可能逐渐积累，形成硬化斑块。这些斑块使血管壁变得僵硬，失去正常的弹性。

4. 狭窄和血栓风险 随着低密度脂蛋白胆固醇的不断堆积，硬化的血管内腔变窄，使血液流动受到限制。此外，斑块表面可能变得不规则，增加血栓形成的风险。如果血栓脱落并阻塞了冠状动脉、颈动脉或其他脑部动脉的血流，可能导致急性心肌梗死或脑卒中。

尽管这个比喻有助于概括动脉硬化的一般过程，但动脉硬化的形成涉及多种复杂的生理和病理过程。因此，了解动脉硬化的相关知识对于预防和治疗心血管疾病非常重要。

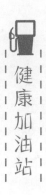

为什么说颈动脉是判断疾病的一个"窗口"

因为颈动脉有"Y"型分叉，血流冲击导致这个部位更容易发生内膜受损而形成斑块，尤其是高血压患者；另外，因为颈动脉表浅，更容易通过 B 超检查的方法发现，因此常被用作常规体检项目，颈动脉有斑块，预示着个体的动脉系统有同样的动脉硬化风险，也要注意排查冠状动脉、肾动脉、颅内血管和下肢动脉。

（李　莹）

45. 为什么**颈动脉斑块**没有症状也要治疗

据 2020 年《柳叶刀》（*Lancet*）子刊发表的一项研究数据，2020 年全球有近 20 亿人有颈动脉粥样硬化，估算我国有 2.7 亿人有颈动脉粥样硬化，2 亿人有颈动脉斑块，而其中相当一部分人是没有症状的，那么，对于没有症状的颈动脉斑块，我们应该怎么办呢？

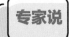

关键词

颈动脉斑块 无症状

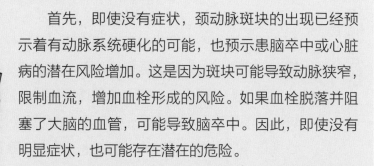

专家说 有了斑块，应该怎么办

首先，即使没有症状，颈动脉斑块的出现已经预示着有动脉系统硬化的可能，也预示患脑卒中或心脏病的潜在风险增加。这是因为斑块可能导致动脉狭窄，限制血流，增加血栓形成的风险。如果血栓脱落并阻塞了大脑的血管，可能导致脑卒中。因此，即使没有明显症状，也可能存在潜在的危险。

其次，要积极预防斑块的进展，通过全面的动脉硬化危险因素的管理，延缓斑块的进展，包括对"四高"（高血压、高胆固醇、高血糖、高体重）的管理，以及对吸烟、缺乏运动等不良生活方式的改善，这些针对危险因素的治疗和生活方式治疗，是预防和延缓动脉硬化的关键和基础。

最后，医生要综合考虑患者的整体健康状况、年龄、性别、其他慢性疾病和个体危险因素等，对患者进行动脉硬化的危险分层，从而制订最适合患者的个性化治疗方案，换句话说，不是所有的有斑块的患者都用相同的药物治疗，需要分层管理，这样可以用最小的治疗代价起到最大限度的保护作用。

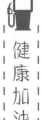

健康加油站

没有症状的颈动脉斑块也要重视

尽管颈动脉斑块可能没有症状，但其存在可能预示着潜在的心血管风险。治疗的目标是预防进展、降低脑卒中和心脏病的风险，以及维护患者的整体心血管健康。决定是否进行治疗通常需要专业的医学评估和个体化的医疗决策。

（李　莹）

 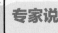
46. 为什么**颈动脉斑块**患者容易发生**脑卒中**

颈动脉斑块患者容易发生脑卒中的主要原因与斑块导致的动脉狭窄或血栓形成有关。颈动脉斑块指在颈动脉内形成的脂质、胆固醇、钙等物质的沉积，随着时间的推移，这些斑块可能导致动脉狭窄和血栓形成，从而增加脑卒中的风险。

专家说

如何稳定斑块

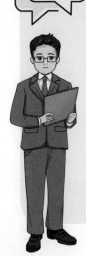

导致斑块不稳定的因素有很多，比如没有控制好高血压，血流冲击血管壁的压力增大，容易造成内皮受损；吸烟、情绪不佳、加班和精神压力大，血液中对血管内皮有损害的尼古丁和细胞因子会增加，也会造成斑块破裂；饮酒、不健康的饮食方式、身体的慢性炎症也都是内皮损伤的原因，可引发斑块的不稳定性。因此，要远离脑卒中，必须严格控制"四高"，保

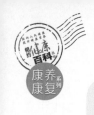

持健康的生活方式，包括健康的饮食方式、戒烟限酒、保持中等运动量、良好的心理状态和情绪管理，如果斑块和动脉硬化是人类无法避免的病理过程，我们应该以恰当的方式与之和平相处，预防脑卒中，维护健康。

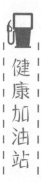

斑块是如何导致脑卒中的

1. 动脉狭窄　颈动脉斑块可能导致颈动脉狭窄，若斑块逐渐增大，管腔狭窄加重，限制通过血管的血流，导致脑卒中。管腔狭窄度不到 50% 时为轻度狭窄，50%~69% 为中度狭窄，70%~99% 为重度狭窄，100% 为闭塞。血管狭窄程度越大，脑卒中风险越大。

2. 血栓形成　通俗地讲，斑块分为"软斑"（不稳定斑块）和"硬斑"（稳定性斑块）。不稳定斑块，是更容易破裂的斑块，破裂的斑块会诱导血小板集聚，迅速形成血栓，阻塞血流引起脑梗死，或者小的血栓脱落，造成远端小血管栓塞，形成脑栓塞。

由此可见，预防脑卒中，需要做两件事，一是延缓动脉硬化的进展，二是稳定斑块。

（李　莹）

（三）糖尿病康复怎么办

47. 为什么体检空腹血糖偏高需要进一步筛查糖尿病

关键词

糖尿病前期　糖尿病

随着经济的发展和生活方式的改变，糖尿病已成为全球性的公共卫生问题，尤其在中国，其患病率的快速增长尤为引人关注。2020年，在《英国医学杂志》（*BMJ*）上发表的文章提及，依据美国糖尿病协会诊断标准推算，我国成人糖尿病的患病率约达 12.8%，而糖尿病前期和糖尿病的总患病率约达 50%。这意味着，在每两个成年人中，就可能有一人正处于糖尿病前期或糖尿病阶段。糖尿病前期的症状非常隐匿，无明显"三多一少"症状，仅可见轻微的空腹血糖升高或餐后血糖升高，而这些轻微的改变若不被重视，发展成糖尿病的风险很高。因此，体检发现空腹血糖偏高时一定要重视，必要时做葡萄糖耐量试验进一步筛查糖尿病。同时要注意检查餐后血糖，以发现隐匿的餐后血糖升高。

1. 为什么要高度重视糖尿病前期　糖尿病前期的隐匿性使其成为"沉默的杀手"。由于缺乏典型的糖尿病症状，如多饮、多尿、多食和体重下降，糖尿病前期患者很难发现自己的异常。大多数情况下，这种疾病是在体检时被无意发现的。2002年，在《新英格兰医学杂志》（*NEJM*）上发表的研究提及，糖尿病前期患者的餐后血糖往往先于空腹血糖升高。因此，仅依靠空腹血糖的检测不足以全面评估糖尿病风险。这也是为什么在发现空腹血糖偏高时，需要进一步进行餐后2小时血糖筛查，以避免漏诊糖尿病前期患者。

尽管糖尿病前期患者可能没有典型的糖尿病症状，但这并不意味着可以不管不顾。首先，糖尿病前期的高血糖、高胰岛素状态已经开始对身体造成损害，悄无声息地导致血管病变，如冠心病、脑卒中和下肢血管病变等。其次，糖尿病前期如果不及时干预，大多数患者最终将发展为糖尿病。

2. 发现糖尿病前期应该如何做　当体检发现空腹血糖偏高时，应完善餐后血糖、糖化血红蛋白检查，必要时做葡萄糖耐量试验。这不仅能够帮助医生及时发现和诊断糖尿病前期，更重要的是，通过早期的生活方式干预，可以有效降低或延缓糖尿病的发生。2008年，在《柳叶刀》（*Lancet*）杂志上发表的中国大庆研究证实，通过改善饮食、增加体力活动等生活方式的干预，可以显著减少糖尿病的发生率。这种干预措施不仅成本低、安全性高，而且效果显著，甚至超过药物治疗。

总之，体检中发现空腹血糖偏高是一个不容忽视的信号，它可能是糖尿病前期的表现。面对这一问题，需要进一步检查，如葡萄糖耐量试验、糖化血红蛋白测定等，以准确评估糖尿病的风险。同时，对于糖尿病前期患者，通过早期的生活方式干预，可以有效阻止其向糖尿病发展。

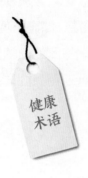

健康术语

糖尿病前期：指血糖高于正常但尚未达到糖尿病诊断标准的一种中间过渡状态。正常人空腹血糖 <6.1 毫摩尔 / 升、餐后 2 小时血糖 <7.8 毫摩尔 / 升；糖尿病患者空腹血糖 ≥ 7.0 毫摩尔 / 升和 / 或餐后 2 小时血糖 ≥ 11.1 毫摩尔 / 升。

按照上述定义，空腹血糖在 6.1~7.0 毫摩尔 / 升和 / 或餐后 2 小时血糖在 7.8~11.1 毫摩尔 / 升，就属于糖尿病前期，其中，单纯空腹血糖高者又称为空腹血糖受损，单纯餐后血糖高者称为糖耐量减低。一般情况下，年龄在 45 岁以上、有糖尿病家族史、合并代谢综合征（肥胖、高血压、高血脂、脂肪肝等）、有妊娠糖尿病或巨大胎儿分娩史者，都是糖尿病的高危人群，这些人每年都应进行糖尿病筛查。

（张文亮）

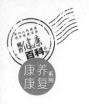

48. 为什么**糖尿病患者**要警惕**反应性低血糖症**

典型的低血糖的症状主要表现为饥饿、心慌、手抖、出虚汗、四肢无力等。但有些低血糖患者可以没有任何症状，也可以表现为中枢神经缺糖症状，如言行怪异、意识模糊、惊厥抽搐、嗜睡、昏迷等。有些糖尿病患者出现心慌、饥饿等低血糖症状时，检测的血糖值并不低，这种现象称为反应性低血糖症。由于反应性低血糖症同样会诱发严重的心脑血管事件，因此也要重视和及时处理。

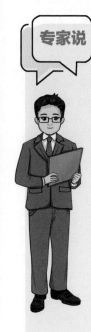

专家说

1. 为什么会发生反应性低血糖症 反应性低血糖症多见于治疗过程中的糖尿病患者，主要与血糖短时间内下降过快，随后诱发升糖激素（如儿茶酚胺）释放增加有关。尽管这时的血糖尚未达到低血糖的诊断标准，但患者低血糖症状可较明显，需及时处理。糖尿病患者由于存在胰岛素分泌不足及胰岛素抵抗，使血液中的葡萄糖不能被转运到细胞内为机体所用，所以尽管患者血糖不低甚至偏高，但由于细胞内缺乏葡萄糖，因此仍然会有饥饿感。

2. 为什么反应性低血糖症要认真对待 尽管反应性低血糖症发生时血糖值并不低，但也不可轻视。原则上，应按低血糖处理，特别是老年人或合并心脑血管疾病的糖尿病患者。老年人低血糖症状多种多样，可以出现心慌、出汗、手抖，也可以出现嗜睡、意识障碍等中枢神经症状。需及时识别反应性低血糖症，可通过血糖监测及心电图检查等予以鉴别。如确定是反应性低血糖症，则须及时补糖（如葡萄糖或果汁），以迅速缓解低血糖症状，防止诱发心脑血管意外。许多患者对于低血糖的概念模糊不清，误认为只有当血糖≤2.8毫摩尔/升才是低血糖，才需要处理。其实，对于糖尿病患者，只要血糖≤3.9毫摩尔/升，无论是否出现低血糖的典型或不典型症状都需要及时处理。认为反应性低血糖症不是低血糖、不需要处理的观点是不对的。

3. 如何预防反应性低血糖症

（1）降糖药物的使用应从小剂量开始：逐渐递增，不要为了快速把血糖降下来而盲目加大剂量。

（2）饮食控制应循序渐进：不宜过度节食，建议少食多餐，尤其是在两餐之间及睡前可少量加餐。

（3）力求血糖控制达标：血糖越是控制得不好，饥饿感越是明显；一旦血糖控制好了，饥饿感也随之减轻或消失了。

（4）加强血糖监测：当血糖波动较大或者出现低血糖症状时，应及时寻求医生帮助，及时调整降糖方案。

（张文亮）

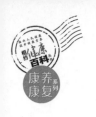

49. 为什么说**糖尿病**是冠心病的**等危症**

　　糖尿病与冠心病关联紧密，糖尿病不仅是冠心病的一个重要危险因素，而且糖尿病患者与已患有冠心病的非糖尿病患者相比，10年内发生新的心血管事件（如心肌梗死和冠心病死亡）的风险相当。这一点在 2001 年美国国家胆固醇教育计划成人治疗组第三次指南（adult treatment panel Ⅲ，ATP Ⅲ）中得到了明确，并因此提出糖尿病是冠心病的等危症。等危症的概念强调了在处理糖尿病患者时，不仅要关注血糖控制，还要综合考虑心血管疾病的预防和治疗。因此，应当像重视冠心病一样重视糖尿病。

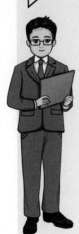

　　1. 为什么糖尿病患者更容易患冠心病　糖尿病患者比非糖尿病患者更容易患上冠心病，这是由于糖尿病引发的多方面生理机制紊乱造成的。

　　首先，糖尿病患者的血糖水平长期升高，会导致血管内皮细胞受损，加速动脉粥样硬化的进程。动脉粥样硬化是冠心病的主要病理生理基础，它会导致冠状动脉的血流量减少，从而引发心肌缺血、缺氧，即冠心病。

　　其次，糖尿病患者常伴有胰岛素抵抗，继而导致血脂异常，如甘油三酯和低密度脂蛋白胆固醇水平升高，高密度脂蛋白胆固醇水平降低。血脂异常是冠心病的另一个重要危险因素，它能促进动脉粥样硬化的发展。

再次，糖尿病患者的血液黏稠度增加，血小板聚集能力增强，血栓形成的风险增高。血栓一旦形成并堵塞冠状动脉，就会引发急性冠状动脉综合征，如不稳定型心绞痛或心肌梗死。

最后，糖尿病还可引起慢性炎症反应，这也是动脉粥样硬化和冠心病发病的重要机制之一。慢性炎症状态下，炎症细胞和细胞因子的活性增加，进一步加剧了血管内皮损伤和动脉粥样硬化的进程。

综上所述，糖尿病患者通过多种生理机制增加了冠心病的发生、发展风险。这些机制包括高血糖导致血管内皮损伤、胰岛素抵抗导致血脂异常、血液黏稠度和血小板聚集能力增加以及慢性炎症状态，这些因素共同促进冠心病的发生与发展。

2. 发现糖尿病应该怎么办　糖尿病患者或糖尿病前期患者，应意识到自己患上心血管疾病的风险高于正常人群，要做到早诊断、早干预，以降低心血管疾病的发生风险。已确诊冠心病的患者更要做好血糖管理，以减少急性缺血事件的发生。

3. 糖尿病合并冠心病怎么办　对于糖尿病合并冠心病的患者，并发症发生风险以及死亡风险都比非糖尿病的冠心病患者高，因此需要采取更积极全面的治疗措施。包括控制血糖、血脂和血压，以及抗血小板聚集和纠正其他危险因素等。同时，健康的生活方式，如合理饮食、适度运动、戒烟限酒等，也是治疗的重要组成部分。

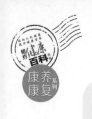

总之，对于糖尿病和冠心病的管理，需要一个全面、综合的策略，不仅要控制病情，还要积极预防和管理潜在的心血管并发症，以提高患者的生活质量和生存率。

（张文亮）

关键词

糖尿病　科学运动

50. 为什么糖尿病患者需要运动康复

提到糖尿病的治疗与管理，除进行饮食管理及使用降血糖药外，运动康复对于糖尿病前期和糖尿病患者同样有非常多的益处，包括改善血糖水平、改善胰岛素敏感性、降低糖化血红蛋白，而且还可以使糖尿病患者改善患心血管疾病的危险因素，包括血脂、血压、肥胖和身心状态以及提高患者的生活质量等。

 专家说

1. 糖尿病患者通过科学运动有哪些获益　糖尿病患者通过科学运动获益良多。运动治疗是糖尿病治疗方案的重要组成部分，得到诸多研究、结论的支持，被临床医生广泛认可。首先，适量的体育锻炼能够有

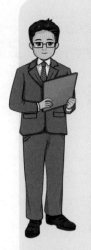

效降低血糖水平，改善胰岛素敏感性，减少对药物的依赖。其次，运动可以加强体重管理，减少肥胖的风险，这对于2型糖尿病患者尤为重要。第三，科学运动能够促进脂肪的分解和消耗，减少血液中有害脂质的积累，改善糖尿病患者血脂成分，并降低心血管疾病的患病风险。第四，通过定期的体育锻炼，可以增强糖尿病患者的体质，提高机体对各种疾病的抵抗力，提升生活质量。最后，运动还能够促进心理健康，减轻糖尿病患者可能面临的心理压力并缓解抑郁情绪。因此，科学运动不仅对糖尿病患者的身体健康有显著的益处，也是提高其精神状态和生活质量的重要途径。然而，值得注意的是，糖尿病患者在进行体育锻炼时，应根据自身的身体状况和医生的建议，选择适宜的运动方式、时间和强度，以确保运动的安全性和有效性。

2. 糖尿病患者可以做哪些运动

（1）健康人群的有氧运动处方适用于糖尿病患者。有氧运动是指大肌肉群参与的重复和连续的运动。如快走、骑自行车、慢跑和游泳等活动，主要依靠有氧利用血糖和脂肪的方式供能。推荐糖尿病患者每周累计运动至少150分钟，最好可达300分钟。在此区间内，时间越长获益更多。

（2）力量训练包括哑铃、器械抗阻、抗自身体重或弹力带等方式，每周2~3次。灵活性练习可改善关节的活动范围。平衡训练利于保持良好步态和防止跌倒，老年糖尿病患者尤其需要进行练习。

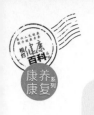

（3）中国传统养生气功，如太极拳和八段锦等，综合了灵活性、平衡性和抗阻运动的复合运动模式，也是非常好的运动选择。

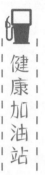

1. 糖尿病患者进行运动康复需要注意哪些安全事项　对于没有心血管疾病表现或低风险的糖尿病、糖尿病前期患者不需要进行运动测试，可直接开始运动。但对于无运动习惯的人群，应从低中强度运动开始。

糖尿病患者如准备进行较高强度的运动项目，应该在医疗机构进行递增运动负荷测试后，根据测试结果判定安全的运动强度，不应超强度运动。

糖尿病患者一定要预防运动时出现低血糖，特别是使用胰岛素和口服促胰岛素分泌药的糖尿病患者。

2. 糖尿病患者血糖在什么水平下不宜运动　当糖尿病患者的血糖水平过高或过低时，不适宜进行运动。如果血糖水平低于 4.0 毫摩尔/升（72 毫克/分升），患者可能面临低血糖的风险，此时运动可能会进一步降低血糖水平，导致低血糖症状的出现，如头晕、出汗、心悸或甚至晕厥。另一方面，如果血糖水平高于 16.7 毫摩尔/升（300 毫克/分升），并且伴有酮症的迹象，这表明患者的身体正在使用脂肪而非将葡萄糖作为能源。此时运动可能会加剧酮症，增加发生酮症酸中毒的风险。

因此，在进行任何形式的运动前，糖尿病患者应先监测自身的血糖水平，并根据医生或健康顾问的建议，制订一个既安全又有效的运动计划。

（张文亮）

51. 为什么**糖尿病患者**更需要**锻炼肌肉**

骨骼肌约占人体重量的 40%~50%，不但是人体最重要的运动器官，并且在人体能量的代谢中起着至关重要的作用。糖尿病患者将肌肉训练纳入运动治疗方案中是非常重要的。肌肉训练可以减轻胰岛素抵抗，使身体更有效地利用胰岛素，减少药物的使用。它还可以燃烧更多的卡路里，且有降低血压，减少脂肪含量，增加肌肉质量并提高力量，改善生活质量，降低糖尿病患者全因死亡风险的作用。

专家说

为什么锻炼肌肉可以更好地控糖

锻炼肌肉对于控制血糖具有重要的作用，这一现象的背后涉及一系列复杂而精细的生理机制。

首先，肌力训练是肌肉直接从人体血液中摄取葡萄糖作为能量来源的运动模式。肌肉是人体内使用葡

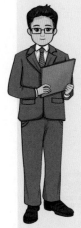

萄糖非常活跃的组织之一，当人体进行肌肉锻炼时，肌肉细胞的葡萄糖摄取率会显著增加，以满足能量代谢的需要，从而直接降低血糖水平。

其次，2 型糖尿病发病机制主要有胰岛素分泌减少和胰岛素抵抗。规律的肌肉锻炼能够增加肌肉质量和改善肌肉功能，进一步提高身体对胰岛素的敏感性。同时，肌肉训练可提高人体的基础代谢，从而更好地塑造良好体型，减少脂肪的堆积和不均匀分布，减少肥胖的发生风险。

综上所述，锻炼肌肉可降低糖尿病患者的血糖水平，并改善其机体的胰岛素抵抗状态，提升机体基础代谢率，降低体脂率，增加肌肉质量。是糖尿病患者运动治疗方案的重要组成部分。

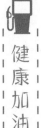

健康加油站

常用的锻炼肌肉的方法有哪些

常用的锻炼肌肉的方法有：①利用自身的体重进行训练，如俯卧撑、引体向上等；②哑铃、杠杆的练习；③健身器械（如腿部推蹬机、高拉机、腹部前屈机等）；④弹力带、弹力管的训练等。

自身重量训练

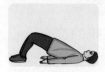 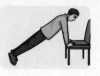

小器械训练

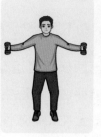 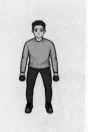

器械训练

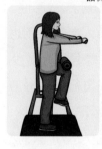 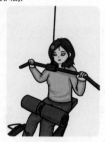

弹力带/弹力管训练

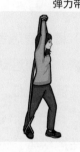 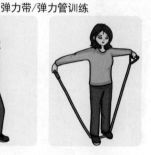

（张文亮）

52. 为什么**有些运动**
不适合糖尿病患者

　　虽然运动可以给糖尿病患者带来非常多的益处，但糖尿病是一种慢性疾病，可引起微血管功能障碍及神经系统的病变，导致身体调节能力下降，在运动中更容易出现低血糖。此外，在高温、高寒等环境下容易出现脱水、中暑、冻伤等问题，因此，并不是所有的运动都适合糖尿病患者，需要根据自身情况选择合适的运动方案。

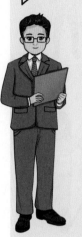

专家说 哪些运动不适合糖尿病患者

糖尿病患者运动前，必须经过系统的临床及心肺功能评估，在医生的指导下进行运动，从而确保运动的安全性和有效性。同时应避免进行一些不适宜的运动。

（1）糖尿病患者的血糖水平比正常人更易受到运动的影响。剧烈运动可能导致血糖水平急剧下降，引发反应性低血糖症，从而出现危险。在进行运动时应避免进行竞技性很强的运动或高强度运动，如篮球、足球、马拉松等正式比赛。一方面，此类运动强度需要非常强大的心肺功能作为保障，否则易发生心血管意外；另外一方面，因为同场竞技或者运动过量的问题，容易导致肌肉、骨骼、韧带等损伤，对糖尿病患者后续生活影响极大。

（2）糖尿病患者可能伴有其他并发症，如心血管疾病、神经病变等，应控制运动强度、时间和总量。对于存在视网膜病变、糖尿病肾病的患者，有氧运动和力量训练的强度也不宜过大，避免造成视网膜脱落或者引起肾病加重。

（3）炎热环境及寒冷环境中进行的运动不适合糖尿病患者。运动中肌肉收缩产生的热量会使体温升高，在炎热环境中容易中暑，可发生肌肉痉挛、持续性高热，继而机体脱水，出现热衰竭，产生危险。糖尿病患者因为多尿，容易引起脱水，在高温环境下这种风险更高。且糖尿病患者神经感知、机体调节能力下降，对高温、高寒环境反应性差，更容易出现脱水、冻伤等情况。

因此，糖尿病患者在选择运动时，应优先考虑舒适环境下低至中等强度的有氧运动，如步行、游泳、骑自行车等。这些运动能够帮助改善血糖，同时减少低血糖的风险，并对心血管健康产生积极影响。在开始任何运动计划之前，糖尿病患者应该咨询医生或健康专家，以确保所选择的运动类型适合自己的健康状况。

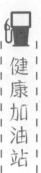

糖尿病患者运动时穿的鞋袜同样应引起重视

糖尿病患者可伴有周围神经病变，外周感觉敏感性下降，因此在运动中应该注意足部的保护。选择合适的运动鞋、袜子，保持足部干燥，预防运动中足部皮肤破损及足关节损伤。

（张文亮）

（四）肥胖患者的康复怎么办

53. 你的**体重**是否**超标**

当大家谈论体重是否超标时，通常指一个人的体重与身高的比例是否在健康范围内，一般是使用体重指数（BMI）衡量。BMI 是目

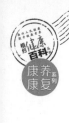

前测定肥胖最常用的指标和公认标准，其测算方法为体重（千克）与身高^2（米^2）的比值。如一个 70 千克、1.75 米高的人的 BMI 约为 22.9kg/m^2。中国成年人可借助下表判断自己的体重水平。

体重状态	BMI 值 /(kg·m^{-2})
体重过低	BMI<18.5
正常体重	18.5 ≤ BMI<24
超重	24 ≤ BMI<28
肥胖	BMI ≥ 28

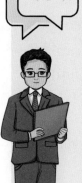

专家说

无论体重超标与否，体重管理都是贯穿我们一生的健康要求，大家应在日常生活中积极进行体重及体脂监测，平衡膳食，积极运动。而对体重超标患者，还需要额外注意以下几点。

1. 设定合理的减重目标 对超重或肥胖人群，一般建议将减少体重 5% 及以上作为体重管理的目标。但作为一个仅考虑体重和身高的指标，BMI 无法体现身体中脂肪和肌肉的比例。因此，对于一些特殊人群，可能会得出与实际情况不符的结论，如仅使用 BMI 可能会将肌肉发达的运动员归类为超重或肥胖，尽管他们的体脂率很低。所以在设立减重目标时，还应结合体脂百分比、腰围、腰臀比、皮褶厚度等综合判断减脂成效。即使体重没有变化，但体脂明显降低，也是令人满意的减重结果。此外，在设立和执行减重目标时应循序渐进，急于求成可能会导致体重反弹、厌食症、贫血、营养不良、脱发等一系列不良反应。

2. 选择适宜的减重方式　芬兰学者 Arto T、Toivanen 等在《风湿病学》(*Rheumatology*》)学术期刊发表的持续 22 年随访的研究文章中，探究了"肥胖、体力劳动和膝关节创伤与膝关节骨关节炎的发病风险的关系"，提及肥胖患者由于体重过大，膝关节负荷承重增加，更易发生运动损伤和膝关节炎。对超重及肥胖人群，要积极接受医学检查，做好体重及相关指标的检测，在医生的建议下选择对下肢关节影响较小的运动方式，如游泳结合抗阻训练等。对部分严重肥胖症的患者，在其他干预方式效果欠佳时，可在咨询医生后采取减重手术治疗和药物治疗。注意养成均衡的饮食习惯，减少加工食品和高糖食品的摄入。

3. 树立正确的体重观念　尽管大众常以身材纤瘦为美，但实际上过瘦同肥胖一样也会给身体带来很大的损害。如体重过低可能是营养不良的表现，会增加内分泌紊乱等疾病风险。因此，要在保证健康的前提下，接受多元的审美观念，对体重建立科学的认知。

运动减肥对心血管健康有何益处

（顿耀山）

54. 为什么**肥胖**
不只是**影响美观**

关键词

肥胖

危险因素

在现代社会中，肥胖常因美观问题而被提及，但肥胖的影响绝不仅限于此。作为一种由遗传、环境及生活方式等多种因素相互作用所导致的慢性疾病，肥胖会对个人的身体健康、心理状态和社会生活产生重大影响。目前肥胖已成为我国严重的公共卫生问题，每年会造成数以百亿的社会医疗负担。

专家说

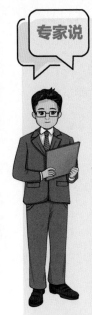

肥胖会造成多器官系统的功能异常，如心血管系统、肌肉骨骼系统、呼吸系统、内分泌系统甚至癌症的发生、发展等。世界卫生组织已将肥胖定义为一种慢性疾病。

1. 肥胖与心血管疾病 肥胖对心血管系统的影响是多水平、多途径的，不仅可以通过增加心血管疾病危险因素，如血脂异常、2型糖尿病、高血压、睡眠障碍等，促进心血管疾病的发生与发展，而且即使没有这些危险因素存在，肥胖本身也是心血管疾病的独立危险因素。这个观点在 *Circulation* 上发表的"肥胖与心血管疾病"科学声明中被美国心脏病协会认可。

2. 肥胖与肌肉骨骼系统 肥胖者的肌肉骨骼系统看似能在运动中得到更多的缓冲和保护，实则不然。尽管轻度肥胖者骨密度会随体脂含量上升，一定程度上能降低骨折发生的风险，但在过度肥胖的情况下，骨密度会随肥胖的加重而降低。此时肥胖者更容易发生骨质疏松和脆性骨折。此外，肥胖者椎体和下肢骨关节不堪重负，会导致骨关节炎和椎间盘突出症的发生与发展。

3. 肥胖与癌症　肥胖已被证实与肺癌、肝癌、甲状腺癌、乳腺癌和结直肠癌等数十种癌症的患病风险增加有关。此外，肥胖不仅会诱发肿瘤的危险因素，还会降低体内抗肿瘤细胞的数量和活性，加速肿瘤的生长。

4. 肥胖与心理健康　肥胖不仅影响身体健康，也会对情感和心理健康产生负面影响。Floriana S.Luppino 医生在《精神病学纪要》（*JAMA Psychiatry*）上发表的"超重，肥胖和抑郁"的荟萃分析中提及，肥胖者患抑郁症的风险比一般人群高 55%，也更容易导致工作效率下降、病假增加等情况的发生，给肥胖者带来多维度的健康挑战。

（顿耀山）

55. 为什么你每天坚持运动
体重却没有**减轻**

运动是减脂增肌的有效方法。当坚持运动，总体重没有改变，可能是因为肌肉重量的增加补偿了脂肪重量的降低。分析运动锻炼对身体的作用时，简单观察体重是不够的。当减重者经过几周的努力锻炼

后，发现体重仍然没有变化时，也不应该气馁。此外，饮食的摄入、年龄、性别、遗传等个体差异也会影响运动减重的效果。

关键词

减重　运动　节食

专家说

如何提高运动减重的效果

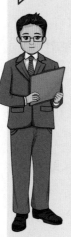

要提升运动减重的效果，首先需要保持规律且持续的锻炼，这是基础。其次，结合高强度间歇训练可以在短时间内大量燃烧卡路里并提升新陈代谢。同时，加入力量训练以增加肌肉量。此外，变换锻炼方式能够避免身体适应单一的训练模式而进入停滞期。

注意饮食和高质量的睡眠也非常关键。因为减少能量摄入也是减重的有效方法之一；高质量的休息和睡眠是恢复体力和维持运动效果的必要条件。

建议记录锻炼、饮食和睡眠情况以监控进度，并设定切实可行的目标以保持动力。为提高方案的有效性和安全性，应寻求专业人士的指导和建议。

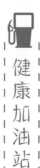

健康加油站

节食也能瘦，还需要运动吗

节食可以帮助减少体重，但结合运动会使减重效果更全面、更持久。运动不仅能增加肌肉量，从而提高静息代谢率，即可以在不活动时燃烧更多的卡路里。此外，力量训练有助于保持肌肉量，防止节食时可能出现的肌肉流失，确保减重主要针对脂肪。运动还能改善心血管健康，调节血糖，降低患病风险，并通过释放内啡肽改善心理健康。适度的运动还可能帮助控制食欲和食量。总之，虽然节食对减重有效，但运动能增强减重效果，并带来更广泛的健康益处。

（顿耀山）

56. 为什么大家都说 我是 "**虚胖**"

"虚胖"是一个非正式的术语，通常用来描述那些看起来体重正常或偏重，但实际上身体肌肉量少，体内脂肪比例高的人。这种情况也被称为"隐性肥胖"或"肌肉不足型肥胖"。"虚胖"的原因可能包括不良的饮食习惯、缺乏运动、新陈代谢减慢以及遗传等因素。

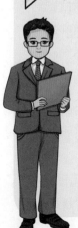

专家说

1. 如何确定自己是不是"虚胖" 确定自己是否"虚胖"，需通过多种方法综合评估身体成分，特别是身体脂肪百分比和肌肉量。首先，可以使用身体脂肪秤或皮褶厚度计测量身体脂肪。更精确的方法包括双能 X 线吸收法或体成分分析，这些方法可以详细显示身体脂肪和肌肉的分布。同时，测量腰围可以评估内脏脂肪的含量。虽然 BMI 不能直接反映体脂或肌肉量，但如果 BMI 指数处于正常或稍高范围，而身体看起来缺乏肌肉，就可能是"虚胖"的迹象。此

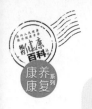

外，医务人员进行的身体检查和功能性肌肉测试也能提供分析线索。

2. 生活中如何改善"虚胖" 改善"虚胖"的关键在于通过改变生活方式来增加肌肉质量和减少体脂，这需要结合适当的饮食和运动计划。首先，加入力量训练，如举重或使用阻力带，以增强肌肉力量并提高代谢率。其次，均衡饮食，摄入充足的高质量蛋白质，同时减少加工食品和糖分的摄入，多吃蔬菜、水果和全谷物。加入有氧运动，如快走、游泳或骑自行车，提升心血管健康并帮助燃烧脂肪。在日常生活中尽量多动，如多走路或走楼梯；确保充足的睡眠，避免睡眠不足扰乱代谢；保持充足的水分摄入，避免饮酒和吸烟；学会管理压力。通过管理上述影响体重和健康的重要因素，可以有效改善"虚胖"，增强身体健康。

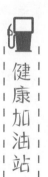

长期处于"虚胖"状态对健康的危害有哪些

长期"虚胖"对健康有多重危害。它会增加心血管疾病、高血压、糖尿病、高脂血症和代谢综合征等慢性疾病的风险。内脏脂肪积聚可能导致脂肪肝和胰腺问题。此外，"虚胖"还可能引发骨密度减少、骨折风险增加，以及影响心理健康，导致焦虑、抑郁和自尊心受伤等问题。总之，长期"虚胖"不仅影响外貌，而且严重威胁整体健康。因此采取积极措施改善"虚胖"状态是至关重要的。

（顿耀山）

57. 为什么存在**膝关节痛**和**腰痛**，仍然需要**运动**

膝关节痛 腰痛 运动

在面对膝关节痛和腰痛这样的慢性疼痛时，许多人可能会选择避免运动，担心活动会加剧疼痛。然而，医学研究和临床实践表明，适度运动不会加剧疼痛，反而是管理疼痛的重要手段。运动帮助增加关节灵活性，强化周围肌肉力量，从而减少对关节的负担。适度运动还能促进关节滑膜液的产生，为关节提供营养并减少关节摩擦。Carolin Bontrup 研究员在《应用人体工程学》（*Applied Ergonomics*）学术期刊上发表的"久坐行为与腰痛"的文章中提出，长期静坐和缺乏活动会加剧腰痛，运动能增强脊柱支持的肌肉，这对于维持良好姿势和减轻腰椎负担至关重要。此外，运动还能提高整体健康水平，改善生活质量。因此，不要让疼痛成为不活动的借口，相反，应该让运动成为战胜疼痛的武器。

专家说 哪些类型的运动对膝关节痛和腰痛患者是有益的

对于膝关节痛和腰痛患者，选择低负重和能增强核心肌群的运动是关键，如游泳、瑜伽、骑自行车、步行和轻力量训练等。游泳和水中健身可以在减少关节压力的同时增强肌肉。瑜伽和普拉提通过提高柔韧性和核心稳定性，有助于缓解疼痛。静态自行车和椭圆机训练为心血管锻炼提供低冲击选项，这些运动可以提高

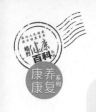

心肺功能而不过度增加膝关节负担。平和的步行可以加强腿部肌肉，提供关节支持。而适量的力量训练，特别是轻力量、高重复次数的锻炼，可以增加支撑膝关节和腰部的肌肉力量。在开始任何运动计划前，尤其对于有慢性疼痛的个体，应咨询专业医疗人员，确保运动选择和执行方式适合个人健康状况，以避免进一步的伤害。

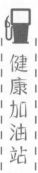

运动治疗膝关节炎的益处有哪些

运动给膝关节炎患者带来的益处体现在多个层面，通过一系列生物力学和生理机制发挥作用。首先，定期适度运动可以缓解关节炎引起的疼痛和僵硬，因为运动能增加关节液的流动，升高关节温度，从而减少疼痛和僵硬感。其次，运动能够提高关节活动范围，增强关节的灵活性。再次，通过加强膝关节周围的肌肉力量，尤其是股四头肌，能够帮助分散关节负担，减轻关节压力。运动也有助于改善体态和平衡，减少摔倒的风险，进而保护膝关节。关键的一点，运动有助于维持健康体重，减少额外的关节负担。适量运动还能促进软骨细胞的新陈代谢，利于软骨修复。通过提高活动能力和减少疼痛，运动可显著提升患者的生活质量，并可能帮助延缓膝关节炎的退化进程。然而，进行运动时应在专业指导下选择合适的运动种类和适宜的运动强度，以确保安全并最大化运动的益处。

（顿耀山）

第二章

心力衰竭康复怎么办

1. 为什么有的**心力衰竭患者**总是**反复住院**

心力衰竭是各种心血管疾病的终末阶段，患者经常反复住院，原因是多方面的。首先，心力衰竭患者心脏泵血功能下降，容易受多种因素影响，导致病情波动。其次，患者常伴随其他疾病，如高血压和糖尿病，这些并发症可能加剧心力衰竭的症状。再次，心力衰竭治疗依赖于严格的药物调节，药物剂量使用不当或患者不遵医嘱可能会加重病情。此外，不健康的生活方式，如高盐饮食、缺乏运动、吸烟和饮酒，也会加重心力衰竭。最后，患者对疾病的监测和自我管理不足，也可能会使病情突然恶化，需要再次住院。

专家说

心力衰竭患者应该如何降低再次住院的风险

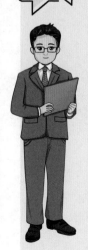

为减少心力衰竭患者再次住院的风险，患者需要实施全面的管理计划，应严格遵守医嘱，正确使用药物，并定期接受药效和副作用的评估。通过日常监测体重和识别身体水肿的迹象，以及时调整利尿剂剂量。水肿严重时低盐饮食和限制液体摄入量也是很重要的，同时应戒烟和限制含咖啡因饮料。适度的有氧运动能够增强心脏功能，但必须在医生或专业人员的指导下进行。心理社会支持对于应对情绪压力和提高遵医行为同样重要。定期到医院复诊可以及时发现问题并调整治疗方案。患者和家庭成员应接受关于如何管理心力衰竭的教育，并了解何时应寻求紧急医疗帮助。一个跨专业团队（如心脏康复团队）的协作管理，包括医生、运动生理师、护士、营养师和社工的参与，能为患者提供持续的支持，确保他们在出院后能够继续遵循治疗计划。通过这样的综合性策略，可以有效降低心力衰竭患者重返医院的概率。

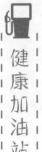

健康加油站

心力衰竭患者心脏康复的内容有哪些

　　心脏康复可通过一系列综合性措施降低心力衰竭患者再入院的风险。它为每位患者提供个性化的运动计划，旨在增强心脏功能和整体体能。患者还将学习如何有效地管理自己的疾病，包括了解药物使用、监测症状以及在必要时寻求医疗帮助。营养咨询也是心脏康复的一部分，帮助患者了解并实施心脏健康饮食习惯。此外，心脏康复还会提供心理支持，帮助患者应对与心力衰竭相关的情绪压力，改善心理健康状况。患者在康复过程中还应专注于风险因素管理，如通过调整生活方式和药物治疗控制高血压、糖尿病和高胆固醇。通过这些方法，心脏康复可以改善心力衰竭患者的长期健康状况和生活质量，显著减少患者再次住院的风险。

（顿耀山）

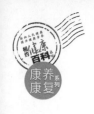

2. 为什么我因为**心力衰竭**住院没力气，医生还要我做**心脏康复**

关键词

心力衰竭住院　心脏康复

心力衰竭患者住院治疗，病情稳定后医生推荐进行心脏康复，是因为康复计划能够改善心脏功能，提高生活质量，并可能减少未来再次住院的风险。

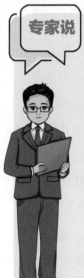

专家说

心力衰竭患者在住院期间常常会感到乏力，但即便如此，医生还是会建议进行心脏康复。这是因为心力衰竭患者的心脏康复是一个至关重要的治疗环节，它对于改善病情、提升生活质量具有显著效果。心脏康复的必要性在于它能够帮助患者重建对生活的信心，促进心脏功能恢复，减轻心力衰竭症状如乏力和呼吸困难，从而提升日常生活的能力。更重要的是，心脏康复能够降低未来心力衰竭急性发作的风险，减少再次住院的可能。

同时，心脏康复过程中包含的监测和疾病管理环节对于预防病情恶化至关重要。在专业医护人员的指导下，患者将获得如何通过改良饮食习惯、规律用药及监测症状来管理自己病情的知识，同时也会被训练如何识别病情变化并及时采取适当措施，及时调整治疗方案。此外，心脏康复还提供了宝贵的心理支持和社会支持，通过参与团体活动，患者可以建立社会联系，避免孤立，同时也能获得心理上的慰藉和鼓励，减轻焦虑和抑郁症状。心脏康复不仅能够改善患者的生理健康，同时还能够增强心理健康，提升整体的生活质量。患者应该与医疗团队紧密合作，制订个性化的心脏康复计划，并持续跟踪进展，以获得最佳的康复效果。

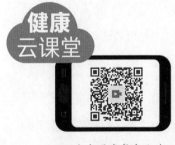

健康加油站

在心脏康复的设计上，医生和康复师团队会采取循序渐进的方式，确保患者的安全。这一过程始于低强度活动，根据患者的具体情况和耐受程度，逐步增加活动量。康复计划通常包括有氧运动、力量训练以及整理运动，同时辅以药物治疗、营养指导和心理支持。每一步的推进都在医疗监测下进行，确保患者的心率、血压等生命体征在安全范围内。这种个性化且科学的康复方案，不仅保证了患者的安全，而且通过持续的监测和调整，可以最大限度地提升康复效果。患者应当积极参与到康复计划中，与医疗团队密切合作，以便在安全的前提下，逐步恢复并增强心脏和身体的健康状态。

健康云课堂

心力衰竭康复怎么办

（吴　健）

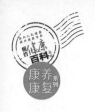

3. 确诊**心力衰竭**的人 会有哪些**感觉**和**体验**

关键词

呼吸困难 疲乏无力 水肿

　　心力衰竭是心脏泵血功能减弱的一种临床综合征（心脏收缩或舒张功能减弱），是各种心脏疾病的终末阶段。确诊心力衰竭的人在日常生活中会有一系列的感觉和体验，这些症状可能会限制患者的活动范围，影响生活质量。确诊心力衰竭的患者通常会感受到持续的疲劳感、呼吸困难（尤其是在活动或平躺时）、下肢和腹部水肿以及夜间频繁排尿。患者可能还会体验到心跳加快或心跳不规则等症状。面对这些症状，患者应遵循医生的治疗计划，包括规律用药，监测体重与体液管理，保持低盐饮食，限制液体摄入，避免摄入乙醇和吸食烟草，以及进行适当的体力活动。定期访问医生以评估症状变化，并在必要时调整治疗方案。

专家说

心力衰竭症状详解

　　1. 呼吸困难　心力衰竭可导致肺部循环受阻，引起呼吸困难。这会让患者感觉胸闷、气短，甚至在睡眠中也难以呼吸。有时这种呼吸困难的感觉会持续几周或几个月。伴随这种呼吸困难，患者还可能会感到胸部疼痛或压迫感。

　　2. 疲乏无力　心脏泵血能力下降，导致全身组织缺血、缺氧，引起疲乏无力。患者日常活动后感到格

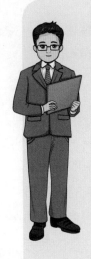

外疲乏，休息后也难以恢复体力。

3. 心悸与心律不齐　心脏为了补偿供血不足，可能会导致心跳加速或心律失常。患者会感觉心跳加快或不规则，有时伴有不适感。

4. 水肿　循环障碍导致体液回流心脏减慢，引起下肢、腹部等部位水肿。患者会观察到脚踝或腿部肿胀，甚至出现体重增加。

5. 夜间尿量增加　患者在夜间仰卧位时会多次起床排尿，尝试排出多余的体液，减轻水肿。

此外，心力衰竭会影响患者的食欲和营养状况。由于心力衰竭导致胃肠道血液循环障碍，患者可能会出现消化不良、恶心、

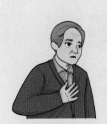
呼吸浅快

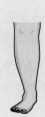
腿及足部水肿

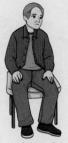
疲乏无力

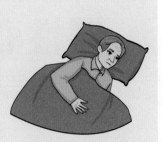
夜间呼吸不畅，难以入睡

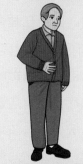
食欲不振却腹部饱胀

咳泡沫痰

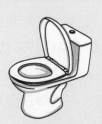
夜间排尿增多

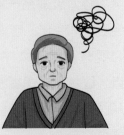
记忆力受损

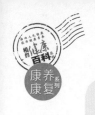

呕吐，这会给他们的日常生活带来很大困扰。长期的病情也可能给患者带来心理影响，在生理功能下降的同时，患者很有可能感到抑郁、焦虑或绝望，这对恢复和治疗起负面作用。

心力衰竭的早期诊断和管理对于改善患者的生活质量和预后至关重要。医生会根据患者的具体情况，制订相应的治疗方案和生活方式调整建议，以帮助患者管理症状，改善健康状况。

（吴　健）

4. 为什么
慢性心力衰竭患者
需要定期就诊

心力衰竭是一种动态进展的状况，患者的症状和心脏功能可能会随时间变化。定期的医疗评估可以帮助医生判断目前的治疗效果，必要时调整药物种类和剂量，添加新的治疗手段。此外，通过检查，医生可以早期发现并管理与心力衰竭相关的并发症。患者应遵从医嘱，定期进行复诊，确保获得最佳的病情管理方法和提升生活质量。

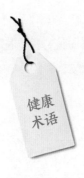

健康术语

随访： 指对患者在治疗后的定期跟踪检查。这一过程对于任何疾病的管理都至关重要，尤其是对于心力衰竭这样的慢性疾病。心力衰竭患者定期随访可以监控病情的稳定性，调整治疗方案，并及时发现可能出现的并发症。同时，随访也是医生对患者生活方式进行再教育的重要时刻，医生会提醒患者保持健康的饮食习惯、适度的锻炼方式以及避免不良生活习惯，如吸烟和过量饮酒。更重要的是，随访能够提供心理和社会支持，帮助患者调整心态，应对心力衰竭带来的生活挑战。患者可以通过随访了解更多关于病情的信息，减少不确定性带来的焦虑感。随访是医生收集患者健康信息的重要手段，有助于提升治疗效果，优化心力衰竭管理。

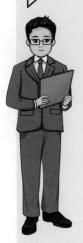

患者应遵循医生的建议进行治疗，并定期复诊，这对于病情的稳定和改善至关重要。复诊时，医生会监测患者的心脏功能、血液等指标，判断目前的疾病状态及治疗效果，并根据需要调整治疗方案。此外，医生可能会推荐心脏康复计划，帮助慢性心力衰竭患者改善生活质量。定期复诊有助于提高患者对疾病管理的理解和自我管理能力。

1. **病情监控** 心力衰竭患者的病情可能会随时间变化，定期评估可以及时发现病情的恶化或改善，以便做出相应的治疗调整。

2. **药物调整** 心力衰竭患者的治疗常常需要多种药物配合使用，医生会根据患者的病情和药物反应调整药物的种类和剂量，以达到最佳的治疗效果。

关键词

病情监控 药物调整 预防并发症

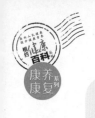

3. 预防并发症 定期的医疗评估有助于预防心力衰竭可能导致的并发症，如肝、肾功能损害以及心律失常等。

（吴　健）

5. 慢性心力衰竭如何评估自己的**健康状况，居家**需要**监测**哪些**指标**

居家监测是慢性心力衰竭患者进行疾病管理的重要组成部分，患者应该学习正确的监测方法，并与医疗团队保持沟通，定期分享监测结果。如果出现体重快速增加、症状明显恶化或新的症状，应立即联系医生。此外，患者也应该遵循医生的建议，调整饮食和活动计划，限制盐分和水分的摄入，保持适当的体力活动。

专家说

慢性心力衰竭患者应正确评估自己的健康状况以及居家监测重要指标。居家健康评估的建议基于心脏病学领域的最佳实践和临床指南：中华医学会心血

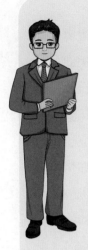

管病学分会发布的《中国心力衰竭诊断和治疗指南2024》。医生会指导患者如何监测下述指标。

1. 每天监测体重变化及是否有肢体水肿　每日同一时间，使用相同的秤，记录体重。体重的突然增加或者下肢、躯干水肿，可能代表体内液体积聚，表明有心衰进展甚至急性发作的风险，需要及时联系医生。

2. 注意心跳与呼吸频率　日常活动时心跳、呼吸加快，提示心脏负荷过重。

3. 持续记录血压数值　血压升高容易加重心脏负担，血压低时会有头晕、乏力等不适症状，因此需要服用药物将血压控制在目标范围内。

4. 严格控制药物服用　按时服药，并记录不良反应，及时反馈给医生。

5. 注意体力活动能力　如果日常起居活动难度增大，可能需要及时进行医疗干预。

6. 随访心理状态　如有情绪抑郁或烦躁、焦虑等情况，需及时求助医生。

通过上述居家监测和日常生活方式调整，慢性心力衰竭患者可以更好地管理自己的健康状况，及时发现并应对病情变化。及早发现问题利于及时就医，同时这些指标也可以帮助医生了解病情变化情况。定期与医疗专业人员沟通，确保有效的个性化治疗和护理计划。

推荐使用经过国际标准方案认证合格的上臂式家用自动电子血压计，不推荐腕式血压计、手指血压计和水银柱血压计进行家庭血压监测。电子血压计使用期间应定期校准，每年至少校准 1 次。患者在安静的环境中取坐位，被测量的上臂应裸露，肘部位于心脏平齐水平，袖带下缘与肘窝间距 2~3 厘米，袖带不要过紧，能伸入 2 个手指为宜。理想血压为收缩压 <120 毫米汞柱，舒张压 <80 毫米汞柱，依据目前的诊断标准，收缩压（高压）≥ 140 毫米汞柱和 / 或舒张压（低压）≥ 90 毫米汞柱即为高血压，成年人收缩压低于 90 毫米汞柱或舒张压低于 60 毫米汞柱就会被认为是血压偏低。建议在血压不稳定时咨询医生。

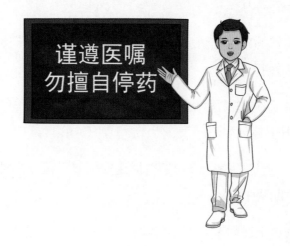

（吴　健）

6. 为什么医生说
慢性心力衰竭患者坚持
心脏康复计划可以
减少住院次数

心脏康复计划通过施用个体化药物方案、规范运动方案、普及健康教育和改善生活方式等，可以帮助慢性心力衰竭患者改善心脏功能，控制心力衰竭症状，并减少心力衰竭的急性发作，从而降低住院的风险。康复计划中的健康教育帮助患者更好地了解自己的状况，学会如何管理症状，预防病情恶化，从而减少因急性事件导致住院。

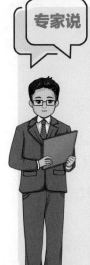

专家说

心脏康复作为心力衰竭患者治疗的一部分，其有效性已被多项研究证实，比如 Taylor RS, M.D. 在 *Cochrane Database Systematic Reviews* 发表的文章便是例证之一。中华医学会、美国心脏协会和欧洲心脏病学会的心衰管理指南都推荐心力衰竭患者参加心脏康复计划。这些建议基于大量的临床试验和研究，表明心脏康复可以显著改善心力衰竭患者的预后。坚持心脏康复计划可以减少慢性心力衰竭患者的住院次数，原因如下。

身心全面康复　减少住院次数　心理辅导

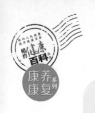

1. 定期进行心脏康复锻炼可以增强心肌耐力和负荷能力，改善心肌收缩功能，缓解心力衰竭的临床表现，降低病情加重的风险。

2. 康复锻炼可促进血管新生，优化心肌和全身组织的营养供应，减轻心脏负担。

3. 心理干预如减压游戏等，可以降低心理压力，改善情绪，这对控制疾病进展也很有利。

4. 严格控制用药和积极治疗会降低心律失常等并发症的发生率，也间接减少住院风险。

5. 康复期患者自我监测意识强，可及早发现异常症状并及时处理，降低不可控因素导致的疾病加重风险。

6. 康复支持体系的完善也可帮助患者在家实现更多治疗目的，延缓病情恶化。

7. 正常饮食和适当锻炼可以改善身体的整体状态，增强机体对病情的抵御能力。

健康加油站

在心脏康复的过程中，如果应对恰当，会极大改善患者的生活质量。面对心脏疾病的挑战，患者往往伴随抑郁和焦虑的情绪。专业的心理辅导和社会支持不仅有助于缓解消极情绪，还能显著提高患者的整体心理健康状况。此外，建立健康的饮食习惯、戒烟和限制饮酒都是改善生活方式的重要步骤。指导患者掌握自我监测的技巧能增强患者对自己健康状况的掌控感。当患者在康复过程中取得进展，他们的自信心也会随之增强，这有助于患者更积极地面对未来生活的挑战。因此，心脏康复不仅是一种身体治疗，还是全面的恢复过程，旨在支持患者的身心全面康复，让患者重新获得生活的活力和乐趣。

（吴　健）

7. 为什么**慢性心力衰竭**患者**心脏康复前**需要**评估**

　　慢性心力衰竭患者在心脏康复前需要评估，以确定他们的健康状况，确保康复计划的安全性和有效性。因为每位患者的病情严重程度、伴随疾病和身体恢复能力不同，个性化评估可以帮助医生制订适合患者当前状况的康复方案，避免过度锻炼导致心脏负担加重，以降低潜在风险。全面评估是制订个性化心脏康复计划的基础，可以确保患者安全、有效地参与康复活动。慢性心力衰竭患者在开始心脏康复前，应由医疗专业人员进行全面评估，包括心脏功能、身体活动耐受度和其他健康问题。此外，患者应在专业人员的指导下参与康复活动，并根据评估结果调整康复计划。

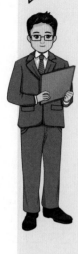

患者应在医生的指导下完成全面评估，包括但不限于心肺运动试验、心电图、心脏超声以及可能的血液检测。此外，评估还应该包括医生对患者生活质量、身体活动能力和心理健康状况的评估。这些信息将帮助康复团队为患者制订一个安全、有效的康复方案，以及提供教育和心理支持。

1. **确保安全性** 评估可以确定患者参与特定活动的安全性，了解每位患者的具体状况，以避免心脏过度负荷或其他健康风险。

2. **建立基线状态** 通过评估，医生能够了解患者的初始健康状况，包括心脏功能、运动耐受性和存在的风险因素。

3. **设计个性化康复计划** 评估结果可帮助医疗团队为患者制订个性化的康复计划，确保计划的有效性和适宜性。

4. **监测进展** 初始评估提供了一个参考点，以便在康复过程中监测患者的进展和调整康复计划。

5. **降低不良事件的风险** 通过评估调整运动强度，预防康复活动可能引起的并发症。

6. **增强康复效果** 根据评估结果调整康复策略，以获得最佳效果。

7. 增强参与信心 患者充分了解康复计划，将更有信心参与。

心脏康复前的评估对于慢性心力衰竭患者至关重要，它确保了康复计划的安全性和有效性。建议患者在专业人员的引导下完成评估，并根据评估结果调整其康复计划，确保运动和康复活动的安全性，并设置可实现的健康目标。

（吴　健）

8. 为什么医生说心力衰竭**光吃药**不行，还要**锻炼**

医生建议心力衰竭患者除吃药外还要锻炼，是因为适量运动可以增强心脏功能，改善血液循环，降低心力衰竭复发和加重的风险。仅仅依靠药物治疗不能完全阻止心力衰竭的进展，而结合药物和锻炼可以更全面地管理病情，能够帮助控制患者的疾病进程，改善患者的生活质量。

药物与运动共治，是心力衰竭管理的双重策略。药物治疗与心脏康复相结合，可以更有效地管理心力衰竭症状和改善生活质量。HF-ACTION 研究的结果及 2011 年《中华医学杂志》关于有氧运动康复对慢性心力衰竭患者影响的研究已经证明，心脏康复对心力衰竭患者有很多的益处。锻炼作为心力衰竭患者心脏康复的一部分，可以改善心力衰竭患者的预后。

1. 强化心脏功能　适量的有氧运动能够增强心肌泵血功能。通过锻炼可促进血液循环，提高组织和器官的氧供以及对氧的利用。

2. 增进全身健康　锻炼可以增强躯干肌群，以及关节周围肌群的功能。经常运动还有助于体重管理，降低心脏负荷。

3. 提升生活质量　锻炼有助于减轻心力衰竭症状，如疲劳和呼吸困难。通过锻炼提高日常活动的能力，增强患者的自信和自我管理能力。

4. 减少疾病复发　提高生存率，规律锻炼有助于减少急性心力衰竭发作，降低再次住院的可能性。2009 年，O'Connor C, M.D. 在《美国医学会杂志》（*JAMA*）上发表的文章表明，适当锻炼与提高心力衰竭患者的长期生存率有关。

经典的心力衰竭"金三角"治疗方法包括三种主要的药物，它们在控制疾病中扮演着关键角色。这三种药物如下。

1. β 受体阻滞剂　心力衰竭就像心脏持续处在过度工作的状态，这种状态会使心脏受损。β 受体阻滞剂就像是干预心脏跳动过快的"刹车"，它减少了心脏受伤的机会。

2. 血管紧张素转化酶抑制剂或血管紧张素 II 受体阻滞剂　当心脏不够强壮，不能有效泵血时，身体会尝试通过激活某个系统来补偿，但这反而会让心脏状况变得更糟。血管紧张素转化酶抑制剂可以帮助遏制这个系统过度活跃的活动，减轻心脏负担，并帮助延缓心脏疾病的发展。

3. 醛固酮受体拮抗剂　醛固酮是一种体内激素，它在心力衰竭患者体内可能会过量产生，导致病情恶化。使用醛固酮受体拮抗剂可以帮助控制这种激素的不良影响。

现在随着指南内容的更新，又有了四联用药的方法，更新的药物推荐沙库巴曲缬沙坦钠及钠 - 葡萄糖耦联转运体抑制剂。总体来说，各种类型的药物组合是帮助慢性心力衰竭患者减轻症状、改善生活质量和延长生命的重要治疗手段。

（吴　健）

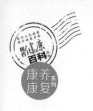

9. 为什么不是所有的**运动** **形式**都适合**心力衰竭**患者

　　并非所有运动形式都适合心力衰竭患者，因为一些高强度或竞技性运动可能过度增加心脏负担，引起病情恶化。由于心力衰竭患者的心脏泵血能力已经减弱，需要避免可能引发心脏过度应激的活动。因此，心力衰竭患者应该选择低至中等强度有氧运动，循序渐进。开始任何新的运动计划前都应进行评估和监测，逐渐增加运动量，并在活动中保持心率在医生推荐的范围内。确保在锻炼过程中有充分的休息，并及时向医生报告任何不适症状。

专家说

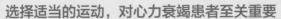

选择适当的运动，对心力衰竭患者至关重要

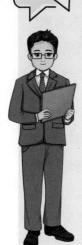

　　心力衰竭患者的心脏功能不如健康人群，因此，并不是所有类型的运动都适宜。选择合适的运动方式对于确保安全和提高疗效具有重要意义。

　　1. 心脏负荷考量　心力衰竭患者的心脏泵血功能受限，部分高强度或爆发力运动可能导致心脏过度负荷。心力衰竭患者的能量储备有限，需要避免耗能大的运动。

　　2. 血流动态变化　某些运动（如举重）会在短时间内显著增加血压和心脏负荷，这对心力衰竭患者可能不安全。

3. 个体健康状况 心力衰竭患者的身体状况差异很大，需要根据具体情况选择适宜的运动项目。

此外，暴露在极端高、低温环境下的运动，涉及急速变向和含有碰撞成分的体育项目，以及长时间维持单一姿势的运动都不适合心力衰竭患者。心力衰竭患者需谨慎评估高海拔或含有力量训练的项目对心脏的压力。

心力衰竭患者应选择低至中等强度的有氧运动，如步行、慢跑、游泳或骑自行车等，这些运动对心脏的压力较小，有助于改善心脏功能和耐力。应避免剧烈运动或需要憋气的重力训练，因为这些运动可能增加心脏负荷。开始任何运动计划前，患者都应该进行全面的医疗评估，并在医生或物理治疗师的监督下进行。定期评估和监测运动强度，以安全、有效地提升心脏功能。

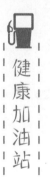

健康加油站

心力衰竭患者在进行任何运动计划之前，应该首先咨询医生，以确保选择的活动既安全又有益。通常推荐给心力衰竭患者的运动如下。

1. 步行 步行是一种低强度的有氧运动，可以根据个体的耐受度调整速度和时间，心脏负荷较小。

2. 骑自行车 固定自行车提供了一种可控的运动环境，可以在心脏不过度负荷的情况下增强下肢力量。

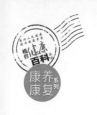

3. 太极拳 太极拳是一种缓和的运动，能够提升平衡能力，减轻压力，并有助于心血管健康。

4. 瑜伽 瑜伽的一些温和体式可以帮助提高心力衰竭患者的柔韧性和肌肉力量，同时促进放松。

在开始任何运动计划之前，心力衰竭患者应遵循以下建议：在医生的指导下开始，并在运动前适当热身；选择低至中等强度的运动，避免剧烈运动，以免心脏负荷过大；观察身体的反应，如呼吸困难、胸痛或晕厥，如果出现这些症状，应立即停止运动并咨询医生；逐渐增加运动的时间和强度，以避免突然增加身体负荷；维持一贯的运动习惯，这对于长期的心力衰竭管理非常重要。

（江　巍）

10. 作为心力衰竭患者，
如何**保障运动**时的**安全**

为确保心力衰竭患者运动时的安全，应在医生评估后选择合适的运动种类和强度。从低强度运动开始，如步行，逐渐增加强度。运动前后应进行充分的热身和放松。锻炼期间关注身体反应，如胸痛、呼吸困难或过度疲劳，一旦出现应立即停止运动并寻求医疗帮助。使用心率监测设备控制运动强度，确保心率保持在医生推荐的安全范围内。

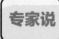

专家说

心力衰竭患者的安全运动指南

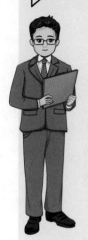

心力衰竭患者在运动时的安全保障需要个性化的运动计划、实时的生命体征监测、医生的持续评估和指导，以及对身体信号的自我管理意识。通过这些措施，心力衰竭患者可以在提升心脏健康的同时，最大限度地减少运动风险。

1. 预先医疗评估，获取医生批准　在开始任何运动之前，应先由专业医生评估你的健康状况并获得相应的运动建议。

2. 选择适宜运动，避免高强度运动　选择低至中等强度的有氧运动，如快走或慢跑，并避免剧烈或竞技性运动。

3. 监测运动强度　通常通过心率计确定及控制运动强度，确保心率处于医生推荐的安全区间。

4. 关注身体信号，注意身体反应　警惕任何不适感，如胸痛、呼吸困难或过度疲劳，一旦出现这些症状应立即停止运动。

5. 适当调整，循序渐进　从简单的低强度运动开始，并根据个人耐受度逐步增加运动的时间和强度。

6. 持续监督，定期评估　定期复诊，根据病情变化调整运动计划。

关键词

运动风险　监测运动强度

除此以外，还需要注意在任何运动前后，进行适当的热身和放松活动。运动时需穿着合适的服饰和鞋子，以减少受伤风险。确保适当的水分摄入，尤其是在环境温度较高时。运动前告知他人，不要独自在外进行高强度运动。留下移动轨迹或联系方式给家人、朋友。随身携带必要的药物以备不时之需。

健康加油站

心率安全区间通常指最大心率（maximum heart rate，MHR）的一定比例。最大心率是一个人在剧烈运动中能达到的心率最高值，常用的估算公式是"220- 年龄"。如一个 40 岁的人的预估最大心率是 180 次 / 分钟（220-40）。

进行有氧运动时，心率的安全区间一般为 50%~85% 最大心率。这个范围内的运动被认为是中等强度，适合大部分成年人，能有效提升心肺耐力而不会给心脏带来过度负担。

低强度（50%~60% MHR）：此区间适合初学者或需要低强度训练的人，以及那些正在从疾病中恢复的人。

中等强度（60%~70% MHR）：此区间适合一般健康成年人进行常规的有氧训练，可以有效燃烧脂肪并提高心肺功能。

中高强度（70%~85% MHR）：此区间适合有经验的运动者，以及希望进一步提高心肺耐力和能力的人。

然而，安全心率区间并不是固定不变的，它还受到个体健康状况、体能水平、存在的医疗状况以及是否习惯定期锻炼等各种因素的影响。心力衰竭患者心率的安全区间可能会更低，需要医生的具体指导。在开始任何运动计划之前，建议咨询医疗专业人员，以确定个人的安全心率区间。使用心率监测器可以帮助跟踪心率，确保患者在运动时心率保持在安全范围内。

（江　巍）

11. 为什么慢性心力衰竭患者**身体感觉不适**期间不能进行**运动训练**

慢性心力衰竭患者在身体感觉不适期间不能进行运动训练，因为这时心脏可能已处于较高的负荷状态，运动可能加剧心脏负担，加重心力衰竭或其他并发症的风险。心力衰竭患者在感觉不适时应立即停止运动并休息，如出现呼吸困难、胸痛等症状应立即联系医生。在日常生活中，应根据身体状况调整活动量，并在医生的指导下制订运动计划。

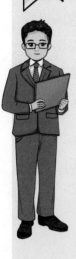

 慢性心力衰竭期间不宜运动的科学解释

慢性心力衰竭患者在身体感觉不适期间，进行运动训练可能导致病情恶化，因此强烈建议避免。

1. 增加心脏负担　身体不适可能是心力衰竭加重的信号，心力衰竭患者在不适期间运动可能导致疲劳、呼吸困难等症状加剧。运动可能进一步增加心脏负担，可能导致心脏功能的急性衰竭。

2. 降低运动风险　在感觉不适时运动，可能掩盖或加剧疾病的症状，延误病情监测和治疗。运动可能诱发或加重心律失常，特别是在心脏已经存在功能障碍时。

3. 生理应激　在感觉不适期间，身体可能无法适应运动带来的额外应激，而导致病情恶化。在感觉不适期间，身体需要更多地休息来恢复，运动可能打断这一重要进程。

如果慢性心力衰竭患者出现任何新的或加剧的症状，如疲劳、呼吸困难、心悸、胸痛或水肿等，应立即停止运动并咨询医生。医生可能会建议休息和调整药物，直至症状得到控制。症状缓解后，可以在医生的指导下逐步恢复运动。

心脏康复是患者恢复的重要环节，尤其是在病情经历反复之后。重新开始心脏康复是一个逐步的过程，需要在专业医疗人员的监督下进行。首先，患者会与医生讨论病情反复的具体情况，包括发生了什么、何时发生以及可能的原因。理解这些信息对于预防未来的复发至关重要。接下来，医生会评估患者当前的健康状况，包括心脏功能、体能水平和任何新出现的健康问题。这一评估将帮助患者制订个性化的康复计划，确保患者在安全的范围内恢复活动。包括重新进行评估，给予具体的运动强度指导，调整药物方案，加强宣教等。心脏康复是一个个体化的过程，每位患者的康复路线都是独一无二的。患者应该保持与医疗团队的密切沟通，随时报告任何新的症状或担忧，并在整个康复期间保持积极主动的态度。

（江 巍）

12. 如何知道**心脏康复计划**正在**起作用**

心脏康复计划是否有效，可以通过以下几个指标判断：体力逐渐增强，日常活动更加轻松；心率和血压在运动后恢复正常的速度加

快；心脏症状如胸痛或呼吸困难减少；心肺运动试验结果改善；整体生活质量提高，情绪和睡眠质量改善。监测身体反应和医学指标的变化是判断心脏康复计划成效的关键。坚持遵循医生建议的康复计划，记录运动后的感觉和身体反应，定期复查心脏功能，保持良好的生活习惯，并与医疗团队保持沟通，根据康复进度调整计划。

专家说 **评估心脏康复计划的有效性**

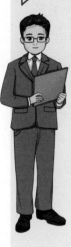

心脏康复计划的目的是帮助患者恢复心脏功能、提高生活质量，并减少未来发生心脏病的风险。可以通过下述指标判定心脏康复计划是否有效。

1. 心脏功能测试 如通过心脏彩超、心肺运动试验等检查评估心脏状况。

2. 生理指标 如心率、血压和脑钠肽水平，是否持续改善。

3. 运动耐量增强 注意自己日常活动的耐受度，例如上楼梯或同样的行走距离，是否变得更加容易。

4. 症状观察 记录心脏病症状，如胸痛、呼吸困难等，是否有减轻的趋势。

5. 日常活动表现 评估完成日常工作和休闲活动的能力是否有所提高。

6. 心理和情绪状态 注意情绪和睡眠质量的变化，心脏康复计划通常能带来整体生活质量的提升。

要了解心脏康复计划的效果，应定期与医疗团队沟通，进行必要的心脏功能测试。通过监测生理健康指标的改善、症状减轻、日常活动能力提升以及生活质量的整体提高，可以判断心脏康复计划是否正在发挥作用。与医疗团队紧密合作，定期评估上述指标，并根据评估结果调整康复计划。同时，保持良好的饮食习惯和生活方式，确保康复计划的最佳效果。

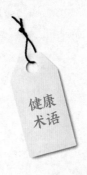

健康术语

脑钠肽：一种反映心力衰竭严重程度的客观血液指标。它在体内的主要作用是通过扩张血管和促进排尿减轻心脏的负担。在心力衰竭患者体内，由于心脏承受持续的压力，脑钠肽水平会升高，因此脑钠肽成为评估心力衰竭严重程度的一个重要生化指标。

当医生怀疑患者可能发展为心力衰竭时，他们可能会要求进行血液脑钠肽检测。如果脑钠肽水平异常升高，这通常表明心脏功能受损，心力衰竭的可能性增大。脑钠肽的具体数值还可以帮助医生决定进一步的治疗策略，如药物调整、住院治疗或者采用其他医疗干预。

需要注意的是，脑钠肽水平可能受多种因素影响，包括年龄、性别、肥胖程度以及其他医疗条件，因此，对脑钠肽检测结果的解读应结合患者的整体临床情况。

（江　巍）

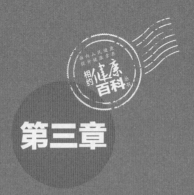

第三章

心肌病、心肌炎
康复怎么办

一

扩张型
心肌病患者
康复怎么办

1. 为什么用药后**扩大的心脏**完全恢复正常了还要**坚持服药**

 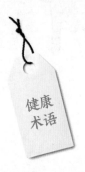

扩张型心肌病患者心脏"腔大""皮薄""没力气"，用药后虽然可以改善临床症状和心脏功能，甚至可以逆转结构异常，但这只代表心脏功能或结构达到一定程度的缓解，并不是真正意义上的治愈或完全正常化；如果停止用药，这种效果将难以维持，甚至导致疾病恶化，不但前功尽弃，而且对心肌细胞造成的损害很难再恢复。

因此，扩张型心肌病患者需要严格按照医嘱，坚持长期、规范的药物治疗，而且，扩大的心脏完全恢复正常，不但不能停止服药，还要定期复诊，优化药物治疗，才能改善症状，维持治疗效果，避免病情反复，延长生命。

健康术语

左室射血分数（left ventricle ejection fraction，LVEF）： 指心脏每次收缩时左心室泵出的血量占左心室舒张末期总血量的百分比，可通过心脏彩超进行检查，是判断心力衰竭类型的重要指标之一。与许多人认为的相反，正常的射血分数不是 100%。即使是健康的心脏，每一次收缩时，也只能输出左心室 1/2 到 2/3 的血液。射血分数与心肌的收缩能力有关，心肌收缩能力越强，则每搏输出量越多，射血分数也越大。正常情况下，左室射血分数 ≥ 50%，扩张型心肌病患者左室射血分数大多 <50%。

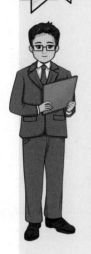

1. 扩张型心肌病都会发展成心力衰竭吗

　　早期诊断和治疗扩张型心肌病可以有效控制心力衰竭。心力衰竭的发展是一个很缓慢的过程，扩张型心肌病患者早期可能存在心脏泵血"总是不够用"的状态，为了满足身体需要，心脏会不断扩大以增加射血量，这就是医生口中常说的"代偿"。但长时间超负荷工作，心脏总有"累趴的一天"，出现心力衰竭，表现为活动后气促、不能平卧、双下肢浮肿等，心脏彩超提示心脏扩大，左心室射血分数降低，即所谓的"失代偿"。通过长期规范药物治疗后，可以改善心脏功能，延缓上述过程，避免心力衰竭的发生和进展。

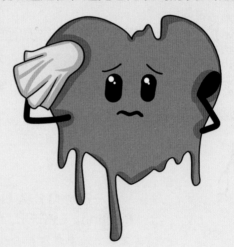

2. 服药期间有哪些注意事项

　　（1）遵医嘱用药：患者应严格遵医嘱用药，不要自行增减药量或换药。

（2）注意监测心率、血压、体重。

（3）观察有无咳嗽，尤其表现在平躺时咳嗽加重，咳粉红色或白色泡沫痰，皮肤变厚，下肢肿胀，小便量减少。

（4）如果正在使用其他药物，应告知医生，以便医生更好地指导用药。

（5）定期复查：遵医嘱定期到医院复查，以便医生根据病情调整治疗方案。

（6）注意饮食和生活方式：限制钠盐和水的摄入，避免受凉、过度劳累、情绪激动等。

总之，扩张型心肌病患者应认真遵循医生的用药指导，注意药物不良反应和相互作用，定期复查，同时注意饮食和生活方式，以获得最佳的治疗效果。

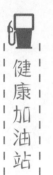
健康加油站

扩张型心肌病有哪些药物治疗

目前《中国心力衰竭诊断和治疗指南 2024》中作为治疗扩张型心肌病的一类推荐药物主要有四类，称为"新四联"，已有大量的临床研究证据显示，这四类药物能显著降低患者的死亡率，改善临床预后。

1. 血管紧张素转化酶抑制剂　如培哚普利、卡托普利等。

2. 血管紧张素Ⅱ受体阻滞剂　如坎地沙坦、氯沙

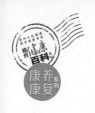

坦、缬沙坦。

3. 血管紧张素受体脑啡肽酶抑制剂　如沙库巴曲缬沙坦钠。

4. β 受体阻滞剂　如琥珀酸美托洛尔、比索洛尔等。

5. 醛固酮受体拮抗剂　如螺内酯、依普利酮。

6. 钠 - 葡萄糖耦联转运体抑制剂　如达格列净、恩格列净。

需要特别提示，只要患者有容量负荷过重，都应该使用利尿剂。

（戴翠莲）

2. 为什么经过药物治疗扩大的心脏恢复正常了，但我的**活动能力**并**没有恢复**

约 80% 扩张型心肌病患者首发症状是心力衰竭，运动不耐受是心力衰竭的明显标志。尽管心脏储备功能降低是心力衰竭的核心问题，但运动能力下降，更多的是由于患者个体特征和多器官功能障碍导致的。其中包括衰老、肺功能受损、外周骨骼肌及呼吸肌功能障碍等因素。更令人担忧的是，与心力衰竭本身无关的疾病，如慢性阻塞性肺疾病、贫血、代谢性疾病、肥胖等，也会进一步削弱这部分患者的运动能力和活动耐量。

想象一下，当你进行运动时，身体需要大量的能量。这时，肺是气体的交换场所，负责为我们提供所需的氧气，排出二氧化碳；而心脏则是优秀的"运输工"，将氧气输送到身体的每一个角落；外周骨骼肌则发挥着"燃料箱"的作用，利用氧气产生能量。但对于扩张型心肌病患者来说，即使通过药物治疗使心脏功能得到改善，使其看似"正常"，其他器官的功能却未必能完全恢复，导致活动能力没有及时恢复。

专家说

扩张型心肌病患者适合进行哪些活动

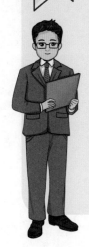

没有症状的患者经过医生评估后，可以进行低强度至中等强度的运动训练，有益于提高活动耐力和生活质量。建议患者不要参加竞技运动或高强度耐力训练，尤其是有心搏骤停病史、不明原因的晕厥史、LVEF<45%、存在频繁和/或复杂室性心律失常、心脏磁共振延迟强化 >20% 或高危基因突变携带者等，并且每年至少到医院复查一次。

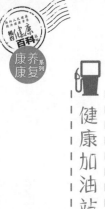

健康加油站

如何评估扩张型心肌病患者的运动功能

　　为了实现安全、有效的运动康复，常采用运动负荷试验评估患者的运动能力，再根据评估结果制订个性化的运动处方。运动负荷试验有多种，根据病史、心功能和运动能力选择不同的运动负荷方案。选择由简单到复杂，包括2分钟踏步、6分钟步行试验、运动平板、心肺运动试验等，其中心肺运动试验是金标准。无条件完成心肺运动试验者，可选择6分钟步行试验。6分钟步行试验与日常活动量相近，可客观反映患者的日常活动能力，方法简单、易行，重复性及安全性均较好，测得的6分钟步行试验距离可用于制订运动处方。

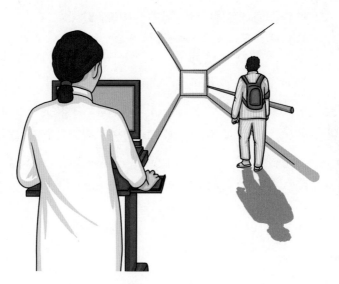

6分钟步行试验

（戴翠莲）

3. 为什么医生说**运动量**要**逐渐增加**

运动需要循序渐进，突然增加运动量会增加运动损伤的风险，导致肌肉和关节损伤，还会给心、肺、循环系统带来额外的负担，尤其是有心血管疾病、长时间没有运动或身体状况较差的人。逐渐增加运动量可以给身体足够的时间适应运动带来的变化，也有利于提高运动的依从性，防止心血管事件的发生和与运动相关的肌肉、骨骼出现损伤。特别是在初级阶段，应该从低强度开始，待运动耐力有所改善后再逐渐增加。

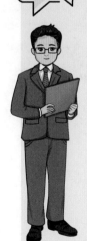

专家说

如何增加运动量

运动量由运动的频率、强度以及运动的形式和持续时间共同决定。它的大小与健康获益以及运动安全直接相关，需要通过科学评估进行个性化定制，根据患者的健康状况、体力情况、训练的反应和运动计划的目的循序渐进、逐渐递增。

运动的进阶可分为三个阶段，即初始阶段、进阶阶段和维持阶段。在运动计划的初始阶段，特别是无规律运动习惯的患者，宜采取"低起点，缓慢加"的策略。进阶可以通过增加个人所能耐受的一项或几项内容完成，通常是先延长每天运动的时间，再增加运

运动耐力　频率　强度

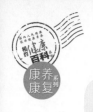

动的频率，最后调整运动的强度。要遵循热身—运动—放松三个步骤，不仅有利于提高身体对后续运动的适应性，同时也能够消除肌肉在运动时所产生的代谢产物。

健康加油站

怎样的运动适合扩张型心肌病患者

对于扩张型心肌病患者，在指南推荐的抗心力衰竭药物达到最大耐受剂量，且患者病情稳定后，应对患者进行疾病状态评估、危险分层，可适应运动者，应积极鼓励患者立即开始运动。可进行中低强度的娱乐性活动，需遵循评估—运动—评估的流程；不建议射血分数减低的心力衰竭患者进行高强度力量和耐力运动。

（戴翠莲）

4. 为什么安装了**植入式心脏复律除颤器**仍然需要**运动**

对于扩张型心肌病患者来说，经过规范的治疗，达到患者能耐受的最大药物剂量，心力衰竭症状仍然未改善，且增大的心脏没有缩小，心功能仍然很差时，则需电生理专家对患者病情进行评估，以确定是否需要器械治疗。如有适应证，就需要植入植入式心脏复律除颤器（implantable cardioverter defibrillator, ICD）。植入 ICD 的目的是保护心脏，及时终止恶性室性心律失常和心室颤动，降低心源性猝死的死亡率。植入 ICD 后，患者常因伤口或肩关节疼痛而长期不活动，影响洗漱、穿衣、如厕、饮水、行走等日常生活，也对睡眠和身心产生不利影响。而以运动为核心的心脏康复逐渐成为植入型心脏复律除颤器置入术后的康复手段之一，同时它也能够优化 ICD 的心律反应，继而增强患者的运动能力。

专家说　植入了 ICD，可以进行哪些运动

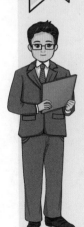

1. 术后早期活动　术后一般无须严格限制前臂的活动，经医生评估，各方面状态良好，在手术侧肩关节固定妥善的情况下进行运动。过程中佩戴心电监护，进行心率、血压、呼吸、血氧饱和度等指标的监测，以及关注伤口的愈合情况。

2. 术后 1 周　术侧上臂做缓慢抬起动作，抬起后以肩部为轴同时进行轻微的旋转，并根据患者的耐受度逐渐加大手臂的力量负荷，每次练习 10~15 分钟，每天 3 次。术后 1 周伤口愈合良好可淋浴。

3. 术后 2 周　术侧可自由活动，完成日常生活动作，但应避免提取重物和过度牵拉，避免进行高强度的上半身运动（如游泳、打保龄球、打高尔夫球和举重），循序渐进地增加运动量，逐步恢复正常生活。

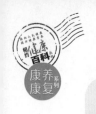

4. 如果医生确认伤口愈合良好，将你喜欢的运动告诉医生，医生同意后，即可开始你喜欢的运动，但需注意，运动强度应在几天到几周内循序渐进地增加。避免足球等接触性运动、竞技性活动等。

什么情况下需要植入 ICD

恶性心律失常及其导致的猝死是扩张型心肌病的常见死因之一，一级预防的目的是降低猝死率，二级预防的目的是降低心脏停搏存活者和有症状的持续性室性心律失常患者的病死率。

预防级别	推荐级别	疾病状态	证据水平
一级预防	I	经过≥3个月的优化药物治疗后仍有心力衰竭症状，LVEF≤35%，预计生存期>1年，且状态良好	B
二级预防	I	曾发生室性心律失常伴血流动力学不稳定、预期生存期>1年，且状态良好	A

（戴翠莲）

5. 为什么心力衰竭患者轻微活动后**气喘**仍需要进行**运动康复**

关键词

心脏就像一个"水泵"，不停将血液泵入动脉，将氧和营养物质输送到全身，血液再通过静脉回流到心脏。当心脏的结构或功能出现异常时，都会导致心脏"回血"或向全身"泵血"的能力受损，淤积在肺里的血使肺循环的压力过高，会影响气体交换，患者因而出现呼吸困难，就是我们平时说的气喘，尤其在患者活动后气喘会更加明显。运动康复作为稳定型慢性心力衰竭患者的有效辅助治疗手段，已得到广泛认可，根据国际临床共识/指南的建议，所有的心力衰竭患者，应该先找到慢性心力衰竭急性发作的诱因，规范治疗，在不适症状得到缓解后，心率、血压、呼吸、血氧饱和度等生命体征平稳时，尽早开始运动康复。心力衰竭患者的运动康复需在专业人员的指导下进行，以"无评估，不运动"为原则，依据运动能力评估结果，制订个体化运动处方，并在心电监护下进行相应的运动训练。通过专业的评估，在医护人员的指导下，积极地开展运动康复，循序渐进地提高运动强度，使运动时心率更低，主观费力程度更低，呼吸困难和疲劳水平也更低；从而改善心脏功能，提高体力与耐力，提高生活质量，改善抑郁情绪，降低再住院率。运动时，会导致回心血量增加，增加肺部充血，导致呼吸困难加重，为保证安全，轻微活动后气喘的患者须规范治疗，消除诱因后，在医院内医师的监护下进行运动康复。

呼吸困难 肺淤血 安全

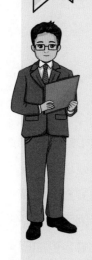

　　常说"心肺不分家"，可简单地理解为心脏泵出的血液经过全身循环后会通过肺部回到心脏。发生心力衰竭时，心脏泵血能力下降，心脏的容量有限，肺部的血液没有办法完全回到心脏，会淤积在肺部，称为肺淤血，常表现为呼吸困难。当肺淤血较轻的时候，呼吸困难尚不明显，平静状态下一般不会产生不适，但活动或劳累后，交感神经兴奋导致全身的血液循环加快，回心血量增加，心脏内压力升高，肺淤血加重，呼吸开始不畅。当肺淤血达到一定的程度时，患者连平卧都很困难。因为一旦平卧，由于重力的作用，回心血量会增多，且平卧会使横膈膜上抬，导致呼吸更困难，气喘更严重。这时要取高枕卧位、半卧位甚至坐起才能好转。

健康加油站

什么是 NYHA 心功能分级

　　NYHA 心功能分级由纽约心脏病协会（NYHA）于 1928 年提出，根据患者对日常活动的耐受程度将心功能分为四个等级，分级越高，病情越严重。如下图。

I 级

能随便活动

活动不受限制。日常体力活动不会引起明显的气促、疲乏或心悸。

II 级

大动就犯病

活动轻度受限。休息时无症状，但日常活动可引起明显的气促、疲乏或心悸。

III 级

小动也犯病

活动明显受限。休息时可无症状，轻于日常活动就可引起显著的气促、疲乏、心悸。

IV 级

不动都犯病

休息时也有症状，任何体力活动都会引起气促、疲乏、心悸等不适。

（戴翠莲）

二

肥厚型
心肌病患者
康复怎么办

6. 为什么运动高风险的肥厚型心肌病患者同样需要运动锻炼

过去认为肥厚型心肌病（hypertrophic cardio-myopathy，HCM）是运动员心源性猝死的主要原因，并将这一观点推及非运动员人群，因此临床上建议肥厚型心肌病患者要限制运动。超过一半的肥厚型心肌病患者未能达到最低的活动要求，而久坐不动的生活方式易导致肥胖，并增加心血管疾病风险，还易引起焦虑。因此，限制运动对肥厚型心肌病患者的负性影响可能超过其积极影响。而运动可以改善患者的血管内皮功能和冠状动脉微循环障碍，进而缓解肥厚型心肌病患者胸闷、心悸等临床症状，减轻抑郁和焦虑的情绪。同时运动能够增加肌力与耐力，有效提高患者日常生活能力和生活质量。因此，2020 年欧洲心脏病学会发布的《心血管疾病患者运动心脏病学和运动指南》指出中等强度的运动对肥厚型心肌病患者来说是安全有益的。

专家说

运动时如何监测心血管健康风险

在进行运动训练时要参考个人史、基线参数评估、肥厚型心肌病相关心源性猝死风险分层、运动测试结果等内容。个人史中需要考虑的因素包括性别、年龄、心搏骤停史、不明原因的晕厥史（特别是在 6 个月内）、

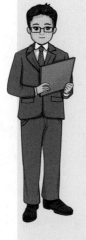

家族史、肥厚型心肌病症状的严重程度以及其他并发症，并且每年进行追踪评估。

运动时，存在运动风险的高危人群，建议到医疗机构进行运动训练，直至风险降级；对于低中危心血管疾病患者，可以考虑居家训练，根据条件选择适合的可穿戴设备。同时，应参考运动者可以把控的指标，如主要依赖症状、自主疲劳评分和说话试验。一般情况下，中等强度的体力活动不会感到胸闷／痛、心悸、头晕、憋气等，自主疲劳评分在 12~14 分（轻松到稍微累的程度），说话不断句。如果提前出现胸闷／胸痛、心悸、头晕、憋气等症状，则要停止运动，进行医学筛查。

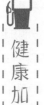

如何评估肥厚型心肌病患者的运动风险

目前临床应用最广泛的关于成人 HCM 患者 5 年心源性猝死（sudden cardiac death，SCD）风险的预测模型是 HCM Risk-SCD 模型，包括年龄、晕厥史、心源性猝死家族史、左心室壁最大厚度、左心房内径、左心室流出道梯度、非持续性室性心动过速等 7 个指标。通过计算，如果 5 年 SCD 风险 ≥ 6%，定义为高危组；5 年 SCD 风险 ≥ 4% 但 <6%，定义为中危组；5 年 SCD 风险 <4%，定义为低危组。但是，该模型仅适用于年龄 >16 岁，既往没有心搏骤停或持续性室性心律失常病史的成年 HCM 患者。

（戴翠莲）

7. 为什么运动员的心脏会增厚，我**运动了心脏**是不是**会更厚**

运动员长期从事长时间、高强度的体育活动，可导致心肌改变，表现为心肌肥大、心室扩大、心律失常、心动过缓。主要原因是高强度的体育训练或重体力劳动，引起心肌的适应性改变。在停止这些活动后心肌改变一般可以恢复。心肌也属于肌肉，就像健身可使肌肉增多一样，心肌也可以发生类似的改变。剧烈运动时，血流加速、血压增高、心率增快，为适应这些改变，维持身体各器官的正常血供，心肌收缩能力增强，肌纤维变粗、变长，从而发生运动员心脏增厚的变化。肥厚型心肌病患者的运动强度最高只能达到中等强度，不适宜进行长时间、高强度运动，所以不会因为运动导致心脏增厚。

力量运动员　　　　　　正常人　　　　　　耐力运动员

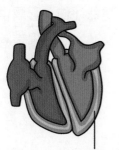　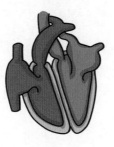　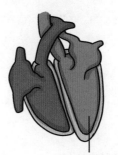

左心室壁增厚　　　　　　　　　　　　　左心室腔变大

专家说 居家运动康复如何评估运动强度是否合适

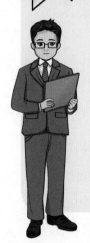

运动康复通常使用客观指标和主观指标来评估运动强度，包括 Borg 量表、最大心率百分比、峰值摄氧量，以及心肺运动试验的无氧阈。心肺运动试验可基于客观参数精确地出具个性化运动处方，需要在医院或专业机构中测定；相反，Borg 量表可以量化主观的运动强度，是居家康复过程中通过简易方式可获得的运动强度评估方式。

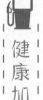

健康加油站

如何进行运动强度的综合评估

尽管运动处方的主要原则是相通的，但根据肥厚型心肌病一些特殊的临床表现，需要对肥厚型心肌病患者进行运动风险分层。肥厚型心肌病患者个性化运动处方要综合患者的个人史、基线参数评估、肥厚型心肌病相关心源性猝死风险分层、运动测试结果来制订。基于对肥厚型心肌病患者的综合评估，权威指南给出了相应的运动强度建议，见表 3-1。

表 3-1　2020 年 ESC 指南中针对肥厚型心肌病患者运动强度的综合评估

Table3-1　Comprehensive assessment of exercise intensity in patients with hypertrophic cardiomyopathy in the 2020 ESC guidelines

适合运动强度	病史/症状	肥厚型心肌病相关心源性猝死风险	左心室流出道梯度	运动血压	运动诱发的心律失常	评判标准
低强度	有心脏骤停史或不明原因晕厥史或存在运动相关肥厚型心肌病症状	高风险	休息或运动时至少50mmHg	运动中收缩压下降	存在运动诱发的室性心动过速	至少符合一个
中等强度	出现与运动没有明显关联的肥厚型心肌病症状	中等风险	休息或运动时 30~49mmHg	运动中收缩压升高小于20mmHg	存在运动诱发的室性早搏	至少符合一个且均不符合低强度
高强度	无症状	低风险	休息或运动时小于30mmHg	运动血压反应正常	无心律失常	全部符合

ESC：欧洲心脏病学会 1mmHg=0.133kPa

（戴翠莲）

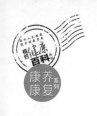

8. 为什么**肥厚**的心脏不能经过运动**"瘦"**一些

关键词

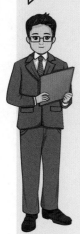

肥厚型心肌病 室间隔 运动

心肌肥厚可以是身体对高血压等疾病的代偿反应，也可以是肥厚型心肌病的表现。肥厚型心肌病是一种以心肌肥厚为特征，且肥厚部位不均匀的疾病。这种疾病以室间隔肥厚最为明显，左心室也可以出现肥厚。室间隔位置重要，位于心脏与主动脉连接的关键处，且分隔左、右心室。因为肥厚型心肌病是基因导致的疾病，造成心肌纤维微观结构改变，所以运动并不能使肥厚型心肌病患者的心肌肥厚变"瘦"。但如果是高血压导致的心肌肥厚，使用药物并科学运动，是可以"瘦"一些的。

1. 有什么方法可以"瘦心"

（1）**药物方法**：长期高血压导致心肌肥厚，将血压控制在理想水平，并坚持使用血管紧张素转换酶抑制剂、血管紧张素Ⅱ受体拮抗剂或沙库巴曲缬沙坦钠，可以减轻心肌肥厚，但减轻肥厚的水平有个体差异。遗憾的是，肥厚型心肌病患者使用上述药物并不能减轻心脏肥厚。建议定期复查心脏彩超评估心肌肥厚的程度是否有变化。如果心肌肥厚程度加重，或出现不适，应咨询医生调整药物和其他治疗方案。

（2）**手术方法**：严重的肥厚型心肌病，可出现呼吸困难、晕厥、胸痛等情况，为肥厚的室间隔对血流通道产生了梗阻所致。此时应及时就诊，并积极考虑手术治疗。手术方式包括微创介入手术，如无水乙醇消融、射频消融；外科手术，如室间隔部分切除，将肥厚的心肌减容、减轻梗阻。

（3）运动方法：参照《中国成人肥厚型心肌病诊断与治疗指南2023》中的运动建议，运动康复治疗虽不能减轻肥厚型心肌病患者的心肌肥厚，但可以改善其心肺耐力、运动能力、功能状态及生活质量，对病情的恢复有益。建议进行低强度的有氧训练和抗阻训练，外科手术后的患者还应进行呼吸肌训练。具体的运动康复方法应咨询心脏康复科医生。

2. 还有哪些因素对肥厚型心肌病患者可能有影响

（1）睡眠呼吸暂停综合征：2013年，Nerbass FB在《睡眠医学评论》（*Sleep Medicine Reviews*）期刊上发表的"睡眠呼吸暂停综合征与肥厚型心肌病"文章中提及，肥厚型心肌病患者中，睡眠呼吸暂停综合征的患病率在32%~71%。睡眠呼吸暂停综合征可导致身体出现缺氧状态，对肥厚型心肌病病情不利。此类患者多数在睡眠时有严重的打鼾症状，可到医院完成睡眠呼吸监测确诊。治疗方式包括侧卧睡眠、适当运动、减轻体重，必要时在睡眠时佩戴无创呼吸机。积极治疗睡眠呼吸暂停综合征，对肥厚型心肌病患者有较大益处。

（2）肥胖：2017年，Finocchiaro G在《美国心脏协会杂志》（*Journal of the American Heart Association*）期刊上发表的"肥厚型心肌病患者的人口学特征、生活方式和合并症"文章中提及，近40%的肥厚型心肌病患者合并肥胖，可导致心脏负担加重，使心肌肥厚更加严重。建议通过饮食控制和科学运动，

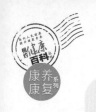

将体重控制在合理范围内。常用体重指数判断是否肥胖，正常不应超过 24kg/m²。

（3）心理状态：焦虑及抑郁在肥厚型心肌病患者中普遍存在，控制焦虑和抑郁对缓解病情有益。

（4）戒烟限酒：所有肥厚型心肌病患者均应严格戒烟限酒。

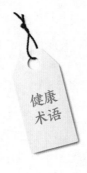

室间隔： 人的心脏分为四个部分，分别是左、右心房和左、右心室。将左、右心室完全隔离开的部分称为室间隔。正常人的室间隔厚度在 6~11 毫米，其厚度与左心室的厚度几乎相等。在肥厚型心肌病患者中，心肌增厚的部位在室间隔最为明显，甚至可以达到 15 毫米及以上。

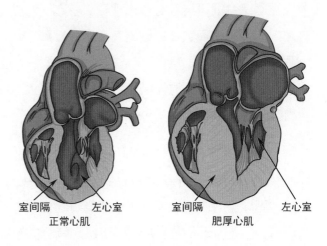

室间隔　　左心室　　　　　　室间隔　　　　　　左心室
　　正常心肌　　　　　　　　　　肥厚心肌

（李　剑）

9. 为什么平时看似很健康的人在**剧烈运动**如长跑中会**晕厥**

一些隐匿的肥厚型心肌病患者，可能没有任何不适，被认为是很"健康"的人。但无症状的肥厚型心肌病患者在剧烈运动的刺激下，可能出现心律失常、晕厥甚至猝死。原因是异常增厚的心脏在巨大的运动负荷下，电活动紊乱，出现危险的恶性心律失常，包括室性心动过速、心室颤动等（即心跳异常到血液很少泵出或无法泵出）。有肥厚型心肌病家族病史的人，建议完成心脏彩超筛查此病。不明原因晕厥的患者，也应排查肥厚型心肌病。

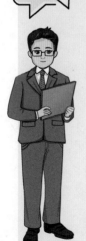

专家说

1. 肥厚型心肌病会不会遗传，如何确定　肥厚型心肌病是一种家族遗传性疾病，60%~70% 的患者可以找到家族聚集发病的证据。若家族中存在肥厚型心肌病病史，室间隔厚度 ≥ 13 毫米的人需要考虑该病的可能，必要时可完善基因筛查以确定。如果没有家族病史，室间隔厚度 ≥ 15 毫米，则需要考虑该病的可能。

2. 是不是所有的肥厚型心肌病患者都有猝死的可能，需要怎样预防猝死　肥厚型心肌病患者出现猝死的概率比正常人高，必须避免一些高风险的诱因，如剧烈运动、某些药物等，以降低猝死的风险。肥厚型

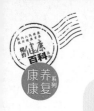

心肌病患者猝死通常有两种原因，一种是突发恶性心律失常，另一种是肥厚的心肌出现梗阻，出现心力衰竭。

推荐肥厚型心肌病患者定期体检，完成心电图、动态心电图、运动心电图等检查以确定是否存在心律失常。如果医生判定会发生恶性心律失常、猝死风险高，建议患者植入 ICD。该设备在患者发作恶性心律失常的情况下可立即识别并紧急放电，让紊乱的心跳恢复正常。

如果肥厚型心肌病患者出现梗阻，建议通过介入手术或者外科手术的方法进行治疗，降低心力衰竭的致命风险。

3. 肥厚型心肌病患者还能够运动吗　肥厚型心肌病患者需要经过医生判断是否存在猝死的危险因素，如是否合并心律失常、是否存在梗阻、是否晕厥，综合判断能否运动。没有任何猝死危险因素的患者，可以进行低等强度或中等强度运动。若患者存在猝死的危险因素，则应避免竞技性的高强度运动。如果仅基因检测提示肥厚型心肌病，但心脏彩超或磁共振没有发现心肌肥厚，则可以参加所有运动，但需要每年复查 1 次。

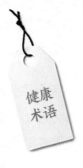

植入式心脏复律除颤器（implantable cardioverter defibrillator, ICD）：是一种特殊的体内植入设备，可以通过放置在心脏内的电极（电线）感知心脏的电活动，及时识别恶性心律失常，如室性心动过速、心室颤动。并在紧急状态下迅速释放电流，将紊乱的心跳纠正，即除颤。植入 ICD 是目前最有效的预防心源性猝死的方法。

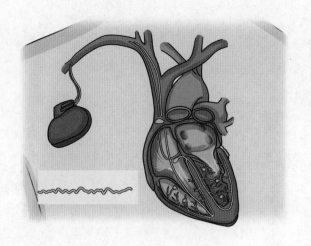

（李　剑）

三

病毒性
心肌炎患者
康复怎么办

10. 为什么年轻人**抵抗力**好 但容易患**病毒性心肌炎**

新型冠状病毒感染流行期间，病毒性心肌炎备受关注。有些病毒可以直接感染心肌，造成心肌损伤和炎症，如柯萨奇病毒、腺病毒等。还有一些病毒，如流行性感冒病毒、新型冠状病毒则可激活身体的免疫系统，"杀疯"了的免疫系统把心肌误认为病毒进行攻击，从而造成心肌损伤和炎症。免疫力强的年轻人，一旦身体错误地将心肌识别为入侵的病毒进行攻击，心肌受到的损伤反而会更大，这也是重症心肌炎（急性暴发性心肌炎）好发于年轻人的原因。

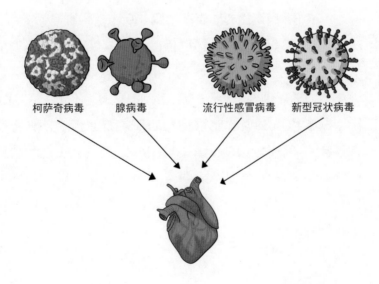

柯萨奇病毒　腺病毒　　　流行性感冒病毒　新型冠状病毒

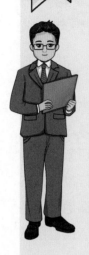

1. 为什么感冒后容易患心肌炎 我们俗称的"感冒"实际上就是病毒感染。但是普通感冒通常是感染鼻病毒等毒力较弱的病毒，发生心肌炎的机会比较小。但感冒也可能感染毒力较强的病毒，如柯萨奇病毒、腺病毒、流行性感冒病毒等，此时发生病毒性心肌炎的可能性大大增加。

2. 为什么我只是腹泻，医生却说我患上了病毒性心肌炎 病毒感染的症状多种多样，甚至有些患者并没有咳嗽、鼻塞、流涕等典型的感冒症状，反而出现腹泻症状。在病毒感染后出现心肌酶、肌钙蛋白升高，或者心电图、心脏彩超、心脏磁共振等检查发现心肌炎的证据，均需考虑病毒性心肌炎。

3. 病毒性心肌炎严重吗 病毒性心肌炎患者的病情发展差别很大。最严重的心肌炎患者可以短时间内出现心力衰竭和休克，需要紧急抢救，称为急性暴发性心肌炎。部分患者没有明显的不适，仅通过医学检查发现心肌损伤和心肌炎症。但大部分患者会有不同程度的心律失常和心力衰竭，表现为心跳变快、呼吸急促、乏力、体力下降等。经过科学的治疗，大部分心肌炎患者可以痊愈，不会遗留严重的后遗症。

急性暴发性心肌炎又称重症心肌炎，指在病毒感染后，以严重的心肌水肿、心电活动紊乱和心功能障碍为表现的一种危险疾病，死亡率非常高。该病起病较为隐匿，病情可在短时间内迅速恶化，出现顽固性心力衰竭、休克和致死性心律失常，可发生猝死。近年来普及了体外膜肺氧合（extracorporeal membrane oxygenation，ECMO）的治疗技术，较大幅度地提高了急性暴发性心肌炎的抢救成功率。若怀疑患有病毒性心肌炎，及时就医非常重要。

（李　剑）

11. 为什么病毒性心肌炎患者有的**心跳快**，有的**心跳慢**

病毒无论是直接感染心肌，还是通过激活的免疫系统间接攻击心肌，都会造成心肌炎症，出现心肌损伤。心肌损伤会导致心功能不全，造成心脏每次收缩泵出的血液量下降。机体代偿反应则是加快心脏跳动的频率，弥补每次泵出的血液量下降所致的总供应量不足，以维持总体泵出血液量的稳定。所以，病毒性心肌炎最常见的表现之一

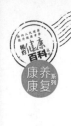

是心跳快（心动过速）。若心肌炎症侵犯了心脏的电传导系统，导致心脏电信号传导阻滞，则会出现心跳慢的情况。

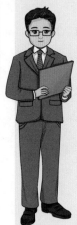

1. 如何判断心跳快　在正常状态下，心脏跳动是由窦房结控制的，称为窦性心律，即正常的心跳节律。跳动的频率在 60~100 次 / 分钟为正常。如果心跳超过 100 次 / 分钟，则会判定为心跳快。可通过计 1 分钟心跳次数、心率表、心电图等方式确定心率。

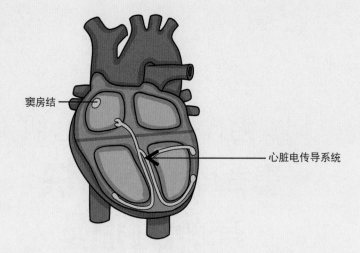

窦房结

心脏电传导系统

2. 病毒感染后出现心跳快，是不是病毒性心肌炎　在病毒感染初期，多合并发热。体温每上升 1℃，成年人心跳会增快 18 次 / 分钟。根据发热的程度，结合平时的心率，很容易判断心跳增快是不是仅由发热引起的。但在病毒感染后且身体不发热或轻微发热时，出现心跳大幅度增快，需要考虑病毒性心肌炎可能，建议及时就医。

3. 出现心跳慢（传导阻滞）要如何处理　病毒性心肌炎造成的心跳慢（即传导阻滞）可轻可重。轻者仅需观察，一般会随心肌炎症的好转而逐渐减轻、消失。心跳严重缓慢者甚至需要植入临时起搏器帮助心脏跳动，渡过难关。还有部分患者因为心肌炎症过于严重，心脏电传导系统被完全破坏，长时间观察后心跳仍严重缓慢且不能恢复，可能需要植入永久性起搏器。

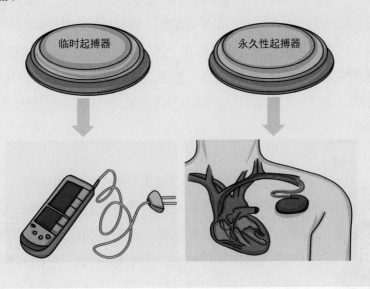

（李　剑）

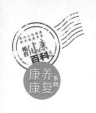

12. 为什么**病毒性心肌炎** 患者需要**休息** 3~6 个月

心力衰竭 心律失常 心脏扩大

病毒性心肌炎患者的一项重要治疗措施，就是在发病的前 3~6 个月充分休息。这是因为心肌炎症愈合、心肌水肿消退需一段时间。在此阶段，脆弱的心脏在运动时负荷会增加，容易诱发心功能障碍（即心力衰竭）和心跳紊乱（即心律失常），出现危险。心脏负荷增大还会干扰心脏水肿消退和炎症消除的进程，甚至造成心脏扩大。但休息并不意味着卧床，进行不引起心脏负荷增加的日常活动对疾病的恢复反而有利。

专家说

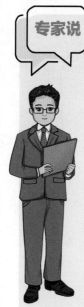

1. 为什么患病毒性心肌炎什么症状都没有，还要休息 有部分病毒性心肌炎患者没有任何症状，但实际上仍有心肌炎症和水肿。没有症状仅是因为炎症并不严重且身体尚可代偿。但没有症状往往是针对静息状态而言，一些患者在较为剧烈的体力活动后仍然会诱发心力衰竭和心律失常而出现危险。过早、过高强度的运动会增大心脏负荷，干扰心肌水肿、炎症的愈合进程，出现病情反复或迁延不愈。故病毒性心肌炎患者都应休息一段时间。

2. 患病毒性心肌炎，到底需要休息多久 患病毒性心肌炎后应避免竞技性体育运动及其他中、高强度体育运动 3~6 月，这是总体原则。但病毒性心肌炎患者病情差异较大，病情严重而出现心力衰竭、休克者需要卧床休息 3~4 周；有心脏扩大和轻度心力衰竭者，建议仅完成部分轻度的日常活动，安静休息 3~6 个月。但部分患者无症状且心率、脉搏、血压都在理想范围，仅相关检查提示心肌炎，可以进行一般日常活动，运动强度以不引起心率明显增快为宜。

3. 病毒性心肌炎患者休息 6 个月是否一定会痊愈　大部分病毒性心肌炎患者，经过及时治疗及充分休息，是可以痊愈的。但部分患者心肌炎症和心肌损伤特别严重，出现反复心力衰竭、心律失常甚至休克，治疗和康复的时间会相应延长。还有部分患者治疗不及时、不彻底，急性期不注意控制运动量和运动强度，则可能会导致心脏扩大，最终发展成扩张型心肌病。总之，病毒性心肌炎越早治疗，用药和休息执行越到位，痊愈的机会越大。

（李　剑）

13. 为什么病毒性心肌炎患者在**休息**时也不能"一动不动"

休息并不意味着"一动不动"。有些病毒性心肌炎患者错误地理解了医生的建议，认为休息 3~6 个月就是静坐或卧床 3~6 个月，这

是不可取的做法。长期卧床会导致身体低垂部位长时间受压，产生压疮；缺乏活动会导致血液循环缓慢，增加血栓（尤其是下肢静脉血栓）形成的风险；缺乏活动还会导致肌肉萎缩、骨质疏松等情况出现。所以，病毒性心肌炎患者在 3~6 个月休息阶段也需要进行适量运动，减少上述并发症的风险。

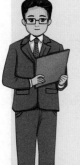

1. 长期卧床的危害有哪些

（1）压疮：指患者长期卧床，身体受压部位血运不佳且持续时间过长，出现的皮肤溃烂、感染，严重者可深及骨骼，且难以愈合。压疮重在预防，如病情需要卧床较长时间，要注意保持皮肤、床单的清洁和干燥，勤翻身并采取合适的体位，必要时使用特殊的床垫或软垫，定期按摩身体，促进血液循环。

（2）静脉血栓：卧床时间过久，心肺功能均长时间处于最低水平，血液循环缓慢，容易形成静脉血栓，最常见的位置在双下肢静脉。静脉血栓一旦脱落，会随着血液流向肺部大动脉，造成梗阻，称为肺栓塞。肺栓塞是危重疾病，严重时可致命。减少静脉血栓形成的方法有主动运动、气压治疗和局部按摩，必要时使用抗凝药物。按摩时需注意保持由肢体远端向肢体近端的方向逐步挤压及揉搓，促进血液回流。

（3）肌肉萎缩和骨质疏松：长时间缺乏运动，可出现肌肉失用性萎缩，肌力下降；骨骼长时间不承受重力，容易出现骨质疏松。两者均可造成患者运动能力下降，且容易受伤及骨折。

2. 病毒性心肌炎患者休息 3~6 个月后，还能进行体育运动吗 病毒性心肌炎患者达到以下条件者可以恢复体育运动和日常活动：①心脏彩超提示心脏功能正常；②血液检测中心肌损伤指标正常；③ 24 小时动态心电图检查和运动负荷心电图检查确认没有心律失常发作。长时间休息后恢复运动需要循序渐进，运动强度和运动时间应在身体允许范围内逐步增加。具体应咨询心脏康复医生，通过心肺运动试验等检查确定。

3. 病毒性心肌炎患者需要多长时间的定期评估 患病毒性心肌炎后 2 年内需要定期评估，评估的周期在 1~3 月。若病情变化应随时就诊，排除复发或无症状进展，以便得到及时的诊断和治疗。若是无症状病毒性心肌炎患者，仅心脏磁共振检查发现活动性炎症，需要每年复查 1 次心脏磁共振，直到没有活动性炎症为止。

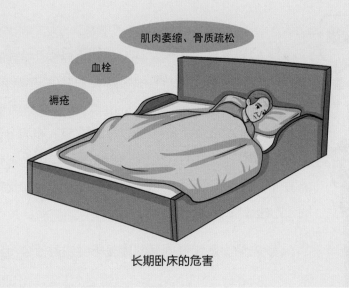

长期卧床的危害

（李　剑）

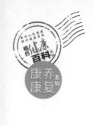

14. 为什么植入**起搏器**后还要做**康复**，怎么做

关键词

心脏起搏器 心脏康复

　　植入心脏起搏器的主要目的是治疗严重的心动过缓，以及改善由此引发的各种症状，如乏力、黑矇、晕厥等。但心脏起搏器对引发严重心动过缓的原发疾病并无治疗作用，这些疾病通常是冠心病、心肌炎、心肌病。原发疾病都需要心脏康复干预才能达到最佳治疗效果。心脏起搏器术后患者应尽早进行心脏康复，还有减轻切口疼痛、减少静脉血栓形成风险和降低肩关节活动障碍发生率的作用。此外，此类患者进行心脏康复时还有些特别之处需要注意：①避免手术侧上肢过度活动；②避免起搏器接触强磁场物体。

专家说

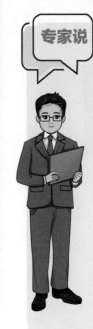

　　1. 心跳缓慢一定要安装心脏起搏器吗　正常人的心跳在 60~100 次 / 分钟。运动员和体力劳动者心跳可稍慢，但一般在 50 次 / 分钟以上，这些情况不需要安装起搏器。如果存在严重的心跳缓慢，如清醒状态下心率 <40 次 / 分钟，动态心电图提示有 3~5 秒的心跳暂停，且伴有疲劳、乏力、头晕、黑矇、晕厥等情况，则建议安装心脏起搏器。

　　2. 安装心脏起搏器后的康复需要注意什么

　　（1）刚完成心脏起搏器手术的患者进行康复时应注意避免手术侧上肢（通常是左上肢）过大范围的活

动和用力牵拉，以免造成起搏器导线接触不良，引发工作异常。

（2）心脏起搏器应避免强磁场的干扰，大部分心脏起搏器植入后不能做磁共振检查（目前已有兼容磁共振检查的专用心脏起搏器在临床使用）。平时使用手机、一般的电子产品不会影响心脏起搏器的功能。

（3）植入心脏起搏器后的康复怎么做：心脏起搏器植入术后当天需卧床 4~6 小时，随后可在床上活动术侧上肢，但活动范围不应超过肩关节。心脏起搏器术后患者一般需住院 7 天，拆除伤口缝线后出院。在此过程中，可以跟随医务人员完成一些早期的康复动作，防止关节活动障碍，缓解疼痛。

心脏起搏器植入术后 3 个月内，术侧上肢应避免提、推、拉或举起 4~5 千克的重物；避免术侧肩关节的大范围动作，如打羽毛球、打篮球等。

手术 3 个月后，则可进行一般强度的活动。可根据原发病，如冠心病、心肌病等进行相应的心脏康复治疗。

（李　剑）

第四章

心律失常康复怎么办

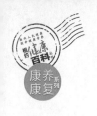

1. 为什么会有**期前收缩**

　　房性期前收缩，又叫房性早搏，通常简称为房早，是指起源于窦房结外的心房任何部位的激动，它是一种比窦房结发放的冲动更早的心脏跳动，期前收缩在心律失常中十分常见。可偶发或频发，可以不规则或规则地在每一个或每数个正常搏动后发生。期前收缩分为生理性和病理性，正常人也会有期前收缩发生，常常在体检时被发现，在器质性心脏病患者中发生率更高，会自觉心悸、脉搏不齐。

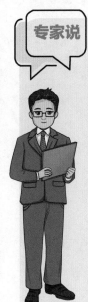

专家说

　　健康人群可以发生生理性期前收缩。常见的诱因有：年龄增加、吸烟、饮酒、喝浓茶、喝咖啡、情绪因素、过度劳累、运动强度较大、睡眠障碍等。

　　各种器质性心脏病患者均可发生期前收缩，并且期前收缩可能是快速性房性心律失常（房性心动过速、心房扑动、心房颤动）出现的先兆。

　　非心血管疾病患者也可发生期前收缩，如甲状腺功能亢进症、肺部疾病、感染、肾上腺疾病等也可能引发。应用某些药物如洋地黄、奎尼丁等，电解质紊乱、低钾血症均可引发。

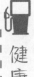
正常人的心脏起搏点位于窦房结，并按正常传导顺序激动心房和心室。如果心脏激动的起源异常和／或传导异常，称为心律失常。正常情况下窦房结起搏点频率最高，起源于窦房结的心律，称窦性心律即正常心律。若起源于窦房结外的心律，称异位心律。

（罗素新）

2. 为什么医生说我的
期前收缩不需要治疗

普通心电图发现期前收缩后常常需要做 24 小时动态心电图了解 24 小时期前收缩的次数，做超声心动图评价期前收缩对心脏结构和功能的影响。检查甲状腺功能、心肌酶等寻找期前收缩的原因。

健康人群进行 24 小时动态心电图检查，约 60% 的人可发现期前收缩，因此期前收缩大多数是良性的，临床意义不大。

专家说

期前收缩患者通常无症状，无须治疗。通过加强健康教育，详细告知患者期前收缩的良性特征，消除精神紧张、情绪激动、戒烟、戒断咖啡、限酒等即可。焦虑情绪严重者可转诊至临床心理咨询科。

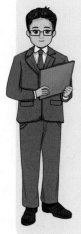

若心悸症状明显、24 小时动态心电图期前收缩的次数超过总心率 10% 或绝对数超过 1 万次，或诱发了其他快速性心律失常时应给予药物治疗，如 β 受体阻滞剂、非二氢吡啶类的钙通道阻滞剂等，也可联用中成药稳心颗粒、参松养心胶囊等，射频消融术对部分患者有效。合并器质性疾病的患者，应同时积极治疗原发病。

期前收缩患者需要 3~6 个月定期随访。

（罗素新）

3. 为什么患**期前收缩**可以**运动**

有些人在患有期前收缩后，变得非常小心且经常担心，甚至因此中断了常年的运动习惯。期前收缩是否为运动的禁区呢？

首先，期前收缩的频率不一定与症状相关，频率和症状也不一定与危险性相关。期前收缩的危险性是

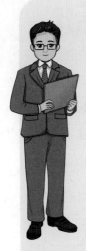

由原发病的严重性和期前收缩是否有发展为恶性心律失常的趋势决定的，而不是由期前收缩的次数或症状决定的。比如在升学体检时发现，很多学生的心电图提示期前收缩，但这些学生仍然活蹦乱跳，没有任何不适症状。有些人只是偶发期前收缩，感觉像心脏跳到了喉咙，很不舒服。有症状的人可能是病理性期前收缩，没有症状的人也不能排除病理性的可能。

其次，期前收缩患者是可以运动的。因过度疲劳、饮用烈酒、喝浓茶、服用某些药物等引起的生理性期前收缩，只要去除诱因，期前收缩自然会消失。即使是器质性心脏病引起的期前收缩，也并非完全不能运动，当然，病理性期前收缩是一种疾病，应该在医生查明期前收缩的原因后，在医生的指导下进行安全适宜的运动。

通过运动试验或者心肺运动试验科学评估运动相关风险后，如期前收缩是否存在随着活动强度的增加而增加或出现显著症状等，制订相应的心脏康复运动处方。同时应加强健康教育，鼓励患者保持健康的生活方式，如规律作息时间、均衡饮食、规律运动、保持心情愉悦等。

目前运动对心律失常的作用仍然存在争议，主要集中在高强度运动是否增加风险，导致预后不良和风险事件的发生，但轻/中度运动的有益作用已经得到了肯定。

（罗素新）

关键词

期前收缩　心肺运动试验

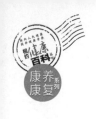

4. 为什么会有**心房颤动**

心房颤动简称房颤，是临床上较为常见且严重的心律失常，其危害不可忽视，若不引起重视，则可能会出现致死性的并发症。大多数医生给患者或家属解释时称心房颤动为"心脏完全是乱跳的"。

随着我国老龄化的发展，心血管疾病的患病率和发病率急剧上升，心房颤动的发病率也越来越高。心房颤动虽然是心脏病，但其最大的危害是导致脑梗死，其次可能导致全身其他动脉栓塞，如冠状动脉、下肢动脉或肠系膜动脉栓塞，病情也非常危重。

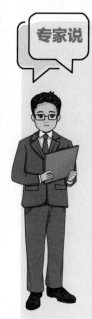

专家说

心房颤动大多数出现在老年患者中，常见原因有高血压（如高血压心脏病）、冠状动脉粥样硬化性心脏病（如心绞痛、心肌梗死）、瓣膜性心脏病（如风湿性心脏病、老年瓣膜退行性病变）、心力衰竭、甲状腺功能亢进症、心脏外科术后、心肌病、心包炎、先天性心脏病、肺源性心脏病、肺动脉栓塞等。此外，肥胖、吸烟、大量饮酒、劳累、情绪激动、精神紧张、过量摄入咖啡因、缺氧、电解质紊乱、严重感染及某些药物等，也会增加心房颤动的发生风险。

心房颤动还可以发生在 65 岁以下，和/或没有任何基础心脏疾病，也无其他常见的心房颤动触发因素的个体中，称为孤立性心房颤动或特发性心房颤动，这种情况在临床上并不少见。

心悸、胸闷和运动耐量下降是心房颤动常见的临床症状，少部分患者首发症状可以是脑梗死或脑卒中（俗称中风）、胸痛（如心肌梗死）、心力衰竭、腹痛（如肠系膜动脉栓塞）、肢体疼痛（如下肢动脉栓塞），也有一些心室率不快的慢性心房颤动患者无明显症状，而在体格检查或因其他原因做心电图时发现。体格检查可发现心律绝对不齐，第一心音强弱不等，脉搏短绌（脉率低于心率）。心电图表现为 P 波消失，代之以不规则的 f 波，RR 间期绝对不规则。而心房颤动是通过标准 12 导联心电图、动态心电图、心脏植入性或可穿戴性电子设备筛查并诊断的。

（罗素新）

5. 为什么**体外反搏**可以治疗**心律失常**

体外反搏是利用包裹在人体臀部及下肢的气囊，在心脏舒张期对人体施加外压力，将下肢和臀部的血液驱回主动脉，增加心脏供氧，减少心肌耗氧，降低血液黏稠度，改善微循环，减少血小板聚集，降低血栓素水平，达到改善血管功能和血液循环的目的。体外反搏治疗就是用外力促进血液循环的一种辅助治疗方法，无创伤、无副作用，

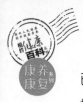

已被广泛应用于临床。对于由心脏缺血性原因引起的心律失常体外反搏治疗效果明显。

经医师筛查评估，无禁忌证的心律失常可进行体外反搏治疗。由于体外反搏能有效改善心脏缺血负荷，同时改善心脏自主神经调节功能，体外反搏能用于治疗冠状动脉病变或心肌缺血等原因导致的心律失常，心房颤动患者也可从中获益，但需要注意的是，未得到控制的心律失常是体外反搏治疗的禁忌证，比如频发的房性和室性期前收缩、快速性心房颤动等。

（罗素新）

6. 为什么**心房颤动**可以**手术**

心房颤动的危害巨大，在十多年前，医生只能让大多数患者吃药以预防脑卒中和控制心率，一部分患者通过服药和/或电复律转成窦性心律以维持正常的窦性节律。那时，许多医生可能会告诉患者要根治心房颤动的手术难度大、风险大、并发症多、复发率高、费用贵，只有少部分患者愿意接受手术。现如今，多数心房颤动患者是可以通过手术根治的，并且技术已经比较成熟，这无疑给许多心房颤动患者带来了福音。

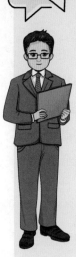

治疗心房颤动的手术包括内科微创介入手术和外科迷宫手术，后者已经很少应用，只有在进行某些开胸心脏手术时一并完成。目前根治心房颤动的手术名称为导管消融术，顾名思义，通过一根导管把心房颤动消除掉。它的手术方式是通过穿刺血管，将消融导管一直送到心脏进行操作，即可进行房颤消融。

消融，简单来说，就是通过某种能量使发生心房颤动的心肌组织坏死，进而使心房颤动不再发作。根据消融的能量不同，分为射频消融、冷冻球囊消融及其他方式。目前，临床上以射频消融及冷冻球囊消融为主。

另一种手术称为经皮左心耳封堵术。这种手术通过导管将左心耳封堵器插入心脏的左心耳，这是血栓形成的常见部位。该设备可以阻止血栓形成和脱落，从而降低卒中的风险。主要用于那些有卒中高风险或反复卒中但又无法耐受抗凝药物治疗的非瓣膜性房颤患者。

虽然抗心律失常药在转复心房颤动、维持窦性心律、减少复发方面作用确切，但长期使用的安全性和效果并不令人满意。近年来，导管消融术成为转复窦性心律、改善症状的一线治疗手段，尤其是对抗心律失常药治疗无效或不能耐受的患者，应首先推荐进行导管消融术。与抗心律失常药相比，导管消融术可显著降低心房颤动复发风险，减少住院，也可以帮助患者摆脱长期用药的困扰。

（罗素新）

关键词

射频消融　冷冻球囊消融　经皮左心耳封堵术

7. 为什么**失眠**也会导致**心律不齐**

心律不齐是患者感觉到的，医生听到的，最终由心电图诊断的。期前收缩（包括房性期前收缩和室性期前收缩等）、心房颤动等都属于心律不齐，其中期前收缩是最常见的表现形式。

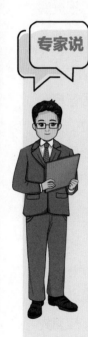

专家说

心脏病专家发现失眠可能是心律不齐的主要原因或诱因。不规律的生活作息可能导致睡眠不足甚至失眠，从而引起心律失常。与没有失眠的人相比，患失眠症的人由于心脏自主神经功能失调诱发心肌缺血，从而出现心律不齐。不良的睡前行为（如情绪过度激动、看手机、吃过饱、过度运动、不合适的枕头等）会导致失眠或睡眠质量下降，容易引发窦性心动过速、房性期前收缩、室上性心动过速、心房颤动等；另一方面，心血管疾病患者的失眠发生率较普通人群高，失眠与心血管疾病的风险显著相关。心律失常患者常伴有失眠，而睡眠不佳会加重心悸，形成恶性循环。因此，没有好睡眠，就没有好心脏。所以，生活要有规律，养成按时作息的习惯，保证睡眠，可减少心律不齐的发生。

什么是心律不齐

窦房结是心脏的正常起搏点，相当于司令部的最高指挥官。心脏的传导系统由窦房结、房室结、浦肯野纤维等组成，起搏和传导系统共同控制着心脏的正常跳动。当其中任一结构和功能发生异常时，就可能导致心律不齐。

心律不齐的种类繁多。可以根据发生部位分为室上性（窦性、房性、房室交界性）和室性。根据发生机制分为冲动形成异常和冲动传导异常。也可根据发生频率分为快速型和缓慢型心律失常。不同的分类意味着症状和治疗方式有所不同。当然，是否为心律不齐以及具体是哪种心律不齐需要通过心电图和／或动态心电图确诊。一旦怀疑有心律不齐，请及时到医院就诊。

（罗素新）

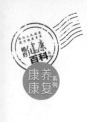

8. 为什么医生说我的
室性期前收缩
不需要治疗

关键词

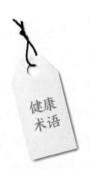

健康术语

室性期前收缩： 是心脏电活动的一种异常现象，简单来说，就是心脏在一个心跳周期中提前发生了一次额外的搏动。正常情况下，心脏的搏动应该是有规律的，但室性期前收缩打破了这个规律，使心脏在不同于正常心跳的时间点提前跳动了一次。

室性期前收缩，简称室早，是一种心律失常，指心脏的室壁在心脏搏动周期中提前搏动。正常情况下，心脏的搏动是由心脏的起搏点控制的，依次经过心房和心室，保持节奏稳定。然而，在室性期前收缩中，搏动发生在心室，导致心脏搏动的顺序混乱。

室性期前收缩通常由心室肌细胞的异常兴奋导致，可能与电解质异常、心血管疾病或药物使用有关。室性期前收缩可能不会引起症状，但有时可能会出现心悸、胸闷、心慌等不适感。

1. 分类 室性期前收缩可以根据数量大致分成两类。24小时内期前收缩总个数 <100，属于数量少，正常人常见。而24小时内总个数 >750，属于数量多。

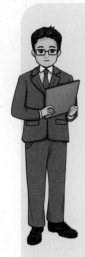

但是数量多，并不代表患病，其中不少患者是功能性的，甚至不需要特殊治疗。室性期前收缩也可分为功能性和器质性两种。功能性室性期前收缩常由生理因素如情绪波动、饮食、药物引起，通常不会引发严重问题。器质性室性期前收缩则与心脏结构或功能异常相关，如心肌病变、心肌缺血等，可能导致心律失常和并发症。

2. 发生原因 室性期前收缩可能由多种原因引起，包括心脏疾病、焦虑、过度摄入咖啡因等。在许多情况下，它是一种暂时的现象，可能并不需要特殊治疗。同一类型的室性期前收缩，可能在较长时间相对固定出现，不需特殊治疗；然而，如果室性期前收缩频繁出现或伴随其他症状，如胸痛、呼吸困难等，可能是致命性心律失常（如心室颤动）的先兆，应该咨询医生，以便进行进一步的评估和治疗。

3. 应对方法 一般来说，功能性室性期前收缩经过休息，规律起居，避免劳累、情绪波动及烟酒、咖啡、浓茶等刺激性饮品，多数可得到缓解，甚至有些患者无须治疗即可痊愈。而器质性室性期前收缩除上述内容外，还应注意及时就医，治疗原发病，必要时使用抗心律失常药等。

（王 磊）

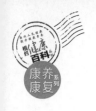

9. 为什么**心房颤动**患者需要**运动**

关键词

心房颤动　运动

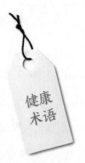

健康术语

心肺耐力：又称有氧适能，指人体在锻炼或活动时心血管系统和呼吸系统一起为人体提供氧气的能力。心肺耐力与肌力、肌耐力、柔韧性和身体组成共同构成体适能五要素。

心房颤动是一种心律失常，心房不规律地跳动，可增加脑卒中和心脏疾病的风险。心房颤动患者可以参加适度的运动，如散步、游泳或骑自行车，以提高心肺功能和减轻心血管负担。然而，运动前应咨询医生，制订适合自己状况的运动计划。避免剧烈运动和过度劳累，及时监测心率变化，注意身体信号，如胸闷、心慌等，若有异常应立即停止运动并就医。合理的运动可以改善心血管健康，但在心房颤动患者中需谨慎进行，以确保安全。

专家说

1. 运动方法

（1）运动时间：要达到每周至少 150 分钟中等强度（运动时呼吸和心跳比平时快但还能够聊天）运动的目标。这个目标可以分解到数天内完成。

（2）运动强度：由于在心房颤动状态下心跳不规则，此时不能像正常情况下依靠脉率反映运动强度，

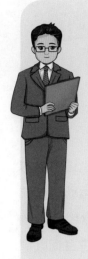

而是需要靠主观感觉。如果感到呼吸过快，就把强度降低一些。

（3）运动形式：任何一种运动都对健康有好处，可进行一些轻度的有氧运动，如散步、慢跑或游泳。如果担心运动使病情恶化，可以向心血管专家咨询。快走是一种很好的方式，几乎对所有人都适用。

（4）运动准备：运动前热身和运动后放松都很重要。运动过程中在起始阶段逐渐增加强度，结束阶段逐渐降低强度。

2. 注意事项

患者常由于病情变化或私自加大运动量等原因导致运动中出现不适症状，当出现下列症状时应停止运动，休息不能缓解应及时就医。

（1）进行性的胸痛、胸闷，心脏剧烈跳动。

（2）无力、气短、呼吸困难、面色苍白或发绀。

（3）关节痛、肌肉酸胀感明显、疲劳感特别严重。

（4）走路或站立不稳、运动不协调等。

（王　磊）

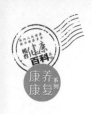

10. 为什么室性**期前收缩**
可以**运动**呢

室性期前收缩是心脏在心搏周期中出现额外的搏动，通常由心室肌细胞异常兴奋引起。对于室性期前收缩患者，适度运动对心脏健康有益。建议选择低强度的有氧运动，如快走、游泳或骑自行车，以促进心血管健康。但在开始运动之前，务必向医生咨询，制订适合个体情况的运动计划。避免过度劳累和剧烈运动，监测心率变化，注意身体反应。若出现胸闷、心慌等不适，应立即停止运动并就医。通过适度运动，控制室性期前收缩发作，改善心血管健康。

专家说

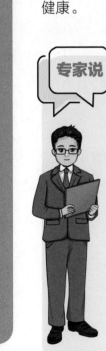

1. 是否可以运动　如果是偶尔发生的室性期前收缩且没有心血管方面的风险因素或者心血管疾病，在休息时出现但在运动后消失，那么这一类室性期前收缩多半是危险程度较低的室性期前收缩，可以不限制各种运动。

如果频繁发生且有心血管方面的风险因素或心血管疾病，在运动时室性期前收缩发作增多，这一类室性期前收缩危险程度较高，最好进行低强度的运动并需要进行相应的处理，有这一类室性期前收缩的人群最好不参加竞技性比赛。

2. 可以做什么运动

（1）散步：散步是一种简单且有效的有氧运动，适合几乎所有年龄段的人。这种低强度的运动有助于提高心脏的适应能力，增强心血管系统的健康，同时对关节的冲击较小，适合作为室性期前收缩患者的日常锻炼。

（2）游泳：游泳是一种全身性的有氧运动，对关节的负担较小，适合室性期前收缩患者。水的浮力有助于减轻身体的重量，同时游泳可以锻炼心肺功能，提高心血管耐受力。

（3）瑜伽：瑜伽是一种注重呼吸和姿势的运动方式，对于室性期前收缩患者是一种较温和的选择。通过瑜伽可以调整身体的平衡，放松身心，有助于缓解患者的焦虑和压力。

（王　磊）

11. 心律失常患者日常穴位保健怎么做

中医认为穴位是脏腑经络之气输注于体表的特殊部位，穴位既是疾病的反应点也是治疗的刺激点。通过针灸或者推拿、点按、艾灸刺激相应的经络穴位可起到治疗疾病的作用。心律失常患者在日常生活

中，可以通过穴位按摩、穴位艾灸、耳穴压贴等方法进行日常自我保健，起到疏通三焦、调节脏腑的作用。

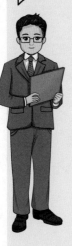

心律失常患者日常选穴

1. 内关　位于前臂前区，腕掌侧远端横纹上 2 寸，在掌长肌腱与桡侧腕屈肌腱之间。属手厥阴心包经，是八脉交会穴之一，具有宁心安神、理气止痛等作用。主要治疗心悸、胸闷、胸痛、失眠等病症。

简易取穴法：手掌面关节横纹的中央，往上约三指宽的中央（肌腱间）凹陷处。

2. 神门　位于手腕处，腕掌侧横纹上，尺侧屈肌腱的桡侧凹陷处，是手少阴心经的穴位。具有补益心气、安定心神的作用，是治疗心悸、失眠的主要穴位。

简易取穴法：手掌朝上，在手掌小鱼际近腕部有一个突起的圆骨，从圆骨的后缘向上用手能按到一条大筋，这条大筋外侧缘与掌后横纹的交点处，按压有麻感，即为神门。

3. 心俞　位于后背脊柱区，第 5 胸椎棘突下，后正中线旁开 1.5 寸，是足太阳膀胱经的腧穴之一。具有宁心安神、调理气血、通络理气的功效，主要用于治疗心悸、胸痛、胸闷、失眠等症状。

简易取穴法：采取正坐或俯卧位，双臂自然放松，找到肩胛下角平对的第 7 胸椎，往上找两个椎体到第 5 胸椎，第 5 胸椎棘突下，后正中线（脊柱）旁开 1.5 寸的位置即为心俞。

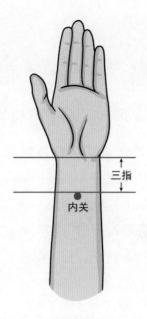
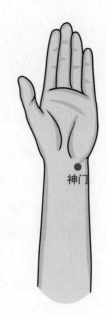

三指

内关

神门

穴位示意图

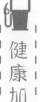

健康加油站

1. 居家艾灸的具体操作

（1）具体操作：选择好穴位后，手持点燃的艾条，与施灸的穴位皮肤相距 3~5 厘米，不固定地反复旋转艾条施灸，以患者感觉施灸部位温热、潮红为宜。对于背部、腹部等较平坦的地方，也可选用艾灸盒施灸。每次选取 1~3 个穴，每穴灸治 10~15 分钟，每日 1~2 次。

（2）注意事项：随时询问患者的感受，是否接受这种灼热的程度，避免局部烫伤和烧伤。选用艾条灸时要注意及时弹拨艾灰，避免艾灰脱落至患者皮肤，导致烫伤和烧伤。

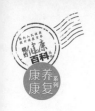

2. 耳穴压豆的具体操作方法

（1）穴位选取：可采用压痛点作为治疗穴位。用前端圆滑的金属探棒或火柴棍，以近似相等的压力在耳郭上探查，当探棒压迫出现痛点时即为穴位。

（2）具体操作：将表面光滑近似圆球状或椭圆状的王不留行籽或小绿豆等，贴于 0.6 厘米 ×0.6 厘米的胶布中央，对准耳穴贴紧并稍加压力，使患者耳朵感到酸麻胀感。贴后嘱患者每天自行按压数次，每次 1~2 分钟，心悸发作时亦可按压。每次贴压后保持 3~5 天，两耳交替。

（3）注意事项：应避免压迫时间过长，压迫时间过长可能会产生疼痛，甚至损伤皮肤。

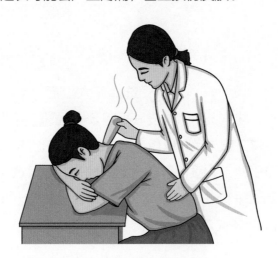

艾灸及耳穴压豆

（江　巍）

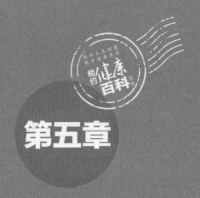

第五章

心脏瓣膜病康复怎么办

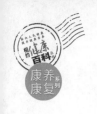

1. 为什么**心脏瓣膜病**需要
手术治疗，开胸、微创
哪种更适合

关键词

心脏瓣膜病 手术

心脏瓣膜病指一个或两个以上瓣膜狭窄和／或关闭不全，可由多种原因引起，包括风湿性病因、先天性病因以及退行性改变等。目前没有发现能够有效缓解瓣膜病变进展的药物，因此，心脏瓣膜病在发展到一定程度之后，通常需要进行手术治疗，对原生瓣膜进行修复或置换，以改善患者症状，提高生活质量，同时预防严重并发症。

专家说

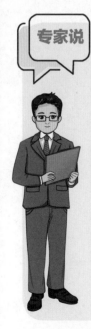

1. 什么是开胸瓣膜手术治疗 传统的开胸瓣膜手术，通常需要全身麻醉、气管插管呼吸支持、胸骨切开、建立体外循环等。开胸手术的优点是直视下可清楚暴露瓣膜的解剖结构，对原生瓣膜进行修复或置换，能确保瓣膜的最佳植入效果，包括减少瓣周反流，减少术后永久起搏器植入等，但缺点是创伤较大，恢复时间长，适合年轻、合并症较少、心功能较好的患者，以及存在其他需要同时进行外科手术治疗的疾病，包括多个瓣膜病变、合并严重冠心病等。

2. 什么是瓣膜微创介入治疗 微创手术是指近些年飞速发展的经导管瓣膜介入治疗，目前最成熟的治疗方式包括经导管主动脉瓣置换术，以及经导管二尖瓣钳夹术。介入治疗仅需要穿刺患者血管（如股动脉或静脉）便可完成，创伤性比开胸手术极大幅度减少，因此，更加适合高龄（≥ 70 岁）、具有较多合并症（如肺功能下降或肾功能不全等）或心功能严重减低等情况导致无法接受外科手术或外科手术高危患者（通常认为美国胸外科医师协会评分≥ 8 分为外科手术高危）。

（吴永健）

2. 心脏瓣膜置换有哪些不同，生物瓣和机械瓣如何选择

心脏瓣膜置换目前主要包括生物瓣和机械瓣两种类型，国内外指南均推荐综合考虑患者年龄、合并症、预期寿命、瓣膜耐久性、手术风险、出血风险、患者自身意愿等多种因素进行治疗决策和选择。

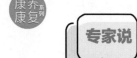

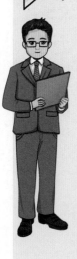

专家说

心脏瓣膜置换 生物瓣 机械瓣

1. 什么是机械瓣 机械瓣常由耐用的合成材料制成，如碳素，耐久性较长，理论上可供患者终身使用，但需要终身服用抗凝药物以预防血栓，这可能会增加出血的风险，需要定期监测。适宜接受机械瓣植入的患者包括以下几种类型：①具有其他抗凝治疗适应证、已经或需要接受长期抗凝治疗的患者；②预期寿命较长的患者（2020年美国指南推荐＜50岁，2021年欧洲指南推荐＜60岁）；③预期发生瓣膜衰败速度较快的患者（患者＜40岁，甲状旁腺功能亢进或透析的患者）或二次手术治疗风险高的患者（瓷化升主动脉、既往胸部进行放射治疗）等。

2. 什么是生物瓣 生物瓣通常来源于猪或牛的心脏瓣，或是人造材料。相较于机械瓣，生物瓣的使用寿命较短，通常为10~20年，随后可能需要再次手术更换，优点在于一般不需要长期服用抗凝药物（如华法林），这对于某些患者是一个重要优势。适宜生物瓣植入的患者包括：①无法接受长期抗凝治疗（高出血风险）或抗凝治疗存在困难的患者（依从性差等）；②预期寿命与瓣膜耐久性相当或短于瓣膜耐久性患者（2020年美国指南及2021年欧洲指南均推荐≥65岁患者）；③年轻怀孕女性等。

（吴永健）

3. 为什么做**瓣膜手术术前**就要开始做**康复**

心脏瓣膜病患者尤其是老年人，常常伴有虚弱、营养不良、行动迟缓，且多合并其他器官疾病如慢性阻塞性肺疾病、糖尿病、肾功能不全等，术后并发症发生率更高。术前开始做康复训练，目的是提高心肺功能、改善体能、减少术后并发症。康复前需要做完善的评估，根据评估制订安全、有效的康复方案。

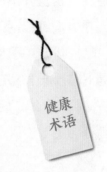
健康术语

预康复： 手术前即开始康复，为术后恢复提前打好基础。

专家说

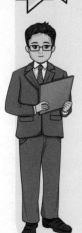

1. 瓣膜手术术前康复有什么益处 虚弱是瓣膜手术风险的独立预测因素，与死亡风险增加密切相关。营养不良也是手术预后不良的重要指标。康复可以缓解患者的紧张情绪，提高心肺及体能储备，增强手术耐受力，使患者能更好地承受随之而来的手术应激过程，减少术后感染等并发症，利于术后恢复。

2. 瓣膜手术术前康复需要进行哪些评估 术前具体评估内容包括症状、病史、合并疾病、既往史，体重、血压、心率等体格检查，各项化验指标尤其是血

瓣膜手术术前康复 康复 评估

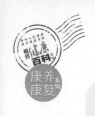

红蛋白、血小板、白蛋白、肝肾功能、脑钠肽、血气分析等，术前超声心动图和CT，还有心理、日常生活能力、营养状况、精神状态、虚弱、体能、生活质量等评估。

3. 瓣膜手术前康复有哪些方法　包括相关知识教育、心理支持、饮食营养指导、呼吸训练、个性化的适度肢体和平衡训练。呼吸训练包括吸气肌和呼气肌训练，如腹式呼吸、缩唇呼吸、哈式呼吸、呼吸操、简易八段锦调息等。在患者能够耐受的前提下进行低强度的力量训练，根据患者的综合评估，进行适度的被动肌肉训练、轻肢体活动和平衡训练。还有为手术后康复而提前练习的改变呼吸模式训练、气道廓清训练和床上转移训练等。瓣膜手术前康复一定要在医生的指导下进行。

（吴永健）

4. 为什么**换完瓣膜**还有**呼吸困难**、**乏力**的症状

瓣膜置换术后，患者仍会存在很多问题，包括瓣膜病带来的心肌病变、心力衰竭，合并其他种类的心脏病，以及其他器官疾病，此外手术后虚弱，可能有术后并发症，体力活动水平仍较低，还可能会有呼吸困难和乏力等症状，患者仍需要继续服药和进行康复训练，定期检查和监测。

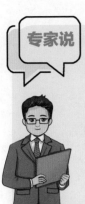

专家说

1. 换完瓣膜后，还可能存在呼吸困难

（1）心脏扩大、心功能不全、心力衰竭，通过心脏超声和化验指标（如脑钠肽、氨基端脑钠肽前体）判断，这种情况还需要继续进行药物治疗，包括利尿剂以及改善心力衰竭预后的药物，并定期复查。

（2）可能合并其他种类的心脏病，需要继续治疗。

（3）合并呼吸系统疾病，需要进行针对性检查和治疗。此外，康复训练也非常重要，可改善心肺功能。

（4）换完瓣膜后，并非一劳永逸，还应该继续定期复查，规律服药，控制心血管疾病的危险因素，保持血压、血脂、血糖正常或达标，进行终身管理和维护瓣膜，有症状及时就医。

2. 换完瓣膜后感到乏力可能有多种原因

（1）心功能不全、心力衰竭，表现乏力、活动后气短等症状，还需要继续药物治疗，并定期复查。

（2）可能合并其他种类的心脏病，需要继续治疗。

（3）合并其他器官或其他系统的疾病，需要进行针对性检查、鉴别诊断和治疗。

关键词

瓣膜置换术 呼吸困难 乏力

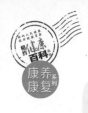

（4）虚弱、贫血、营养不良，需要科学地加强膳食营养，必要时予以相应的药物补充。

（5）长期活动受限制，导致术后肌力下降、体力不支，应在医生评估和指导下进行康复训练，提高运动能力和生活质量。

（吴永健）

关键词

瓣膜置换术 复查

5. 为什么**瓣膜置换术后**需要**复查**

无论是开胸或是微创，瓣膜置换术后医生通常会嘱患者定期复查，及时了解心脏瓣膜功能、心功能状态、并发症以及全身各系统器官情况。

1. 瓣膜置换术后复查的目的和频率　早期复查频率稍高，包括出院后 1 个月、3 个月、6 个月（视情况而定），而后可每年复查 1 次。早期复查的目的主要是及时发现手术相关并发症，包括新发的心律失常（心房颤动或传导阻滞）、脑卒中、出血、感染，以及心力衰竭加重等。而后的每年定期复查则主要是为了监测

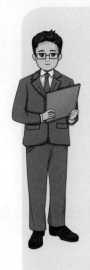

人工瓣膜的工作状态、患者的心功能情况、相关危险因素的控制（血脂、血压、血糖等），方便及时对药物治疗做出相应调整。

2. 瓣膜置换术后复查需要哪些检查 一般情况下，常规复查的内容包括心电图、超声心动图，必要时还有胸部 X 线、动态心电图、心脏 CT，血液检测包括血生化、脑钠肽、凝血功能等指标，还有根据患者症状、体格检查、其他合并疾病或者药物进行相应的复查。

（吴永健）

6. 瓣膜置换术后
什么时候可以**起床活动**，
什么时候恢复**日常活动**

　　瓣膜置换术后应尽早活动，术后康复可降低感染和手术并发症概率、缩短住院日、促进身体恢复、提高运动能力和生活质量、改善预后。术后运动能力变化与患者死亡及再住院风险显著相关，因此患者需要积极参加康复训练，越虚弱的患者越有必要康复，而且更获益。

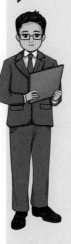

1. 瓣膜置换术后什么时候可以起床活动 在身体允许和不影响管路的情况下尽早活动，从卧床、坐起、床旁到下地逐渐进行，所有活动都必须在医护人员的指导和监测下进行，确保安全，注意训练时所有伤口、穿刺部位和管路的保护。开始采取卧床被动活动，护理人员帮助按摩肢体，患者自己握拳、踝泵（足踝部主动跖屈背伸）。接着在床上进行简单的肢体轻柔活动，包括翻身训练、小幅度低负荷握力、上下肢抬举、屈伸练习等主动训练，继续被动肢体训练，缓解紧张的肌肉，锻炼肌力，促进血液循环。然后采取半卧位和坐位。之后根据患者的实际情况进行床旁坐位训练、床旁站立训练、床边原地踏步、床旁活动。最后根据情况，在房间内缓慢步行，从病房步行至走廊，以及进一步进行肢体训练。并且还要继续对患者进行饮食/营养指导、心理支持、呼吸训练、拍背咳痰，以改善心理、营养，减轻虚弱状态，促进早日恢复，提高自理能力。

2. 术后活动需要监测什么 注意有无不适症状、心率、血压、呼吸、血氧饱和度等，注意伤口、穿刺部位、留置的导管，定期监测多项化验指标包括血红蛋白、血小板、白蛋白、肝肾功能、电解质、脑钠肽、D- 二聚体等，术后复查超声心动图，并注意肢体关节活动、肌力等。

3. 瓣膜置换术后什么时候恢复日常活动 出院后逐步康复，包括房间内走路、做体操、走楼梯训练、肌力训练、柔韧性训练，还有继续呼吸训练，训练时可以观察心率和呼吸，还要注意自己有无任何不适。医生会根据6分钟步行试验等测试，结合心脏多项检查综合制订康复计划，确定可以从事的活动强度，活动时间和强度都要循序渐进。

（吴永健）

7. 为什么**瓣膜置换术后**一定要做**康复**

患心脏瓣膜疾病的患者进行外科手术或介入手术治疗后，病情通常不稳定，同时存在心肺耐力差、生活质量低等情况，对患者的生活、工作具有重要影响。如果患者能够及时进行心脏康复，可以改善患者的运动能力、肌肉力量、呼吸功能和生活质量等，同时可减少肺部感染和下肢深静脉血栓等各类并发症。

专家说

心脏瓣膜术后的康复治疗可促进心脏功能的恢复，降低心脏病发作次数，同时能够提高心血管系统的适应能力。因此，多部指南推荐心脏瓣膜术后均应进行心脏康复治疗。

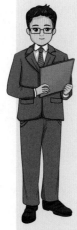

首先，要评估瓣膜术后患者进行运动治疗的禁忌证，如果患者存在不稳定型心绞痛、未控制的糖尿病、血栓、未控制的心力衰竭、严重心律失常、严重高血压等情况，不要进行运动康复。

术后心脏康复多以运动处方为基础，涵盖健康教育、生活方式和饮食指导、心理支持等多维、综合康复干预。运动方式包括有氧运动、抗阻训练、柔韧性和平衡功能训练。若术后病情平稳，能够耐受肢体运动的患者建议尽早开始运动康复。医院内运动康复主要以维持体位和床上翻身转移为主，局部按摩、局部肢体活动和呼吸训练，促进患者早期离床活动。康复项目包括体位管理、翻身训练、低负荷握力及曲臂练习，要辅助床边坐立、坐位转移、站位平衡等步行前准备训练，鼓励尽早进行屈膝抗重力锻炼，也要进行腹式呼吸、缩唇呼吸、咳嗽训练和简易呼吸器训练等。在出院后心脏康复的过程中，目前指南建议有氧运动的靶心率基于心肺运动试验、Borg 评分或 40%~80% 最大运动心率或预计心率制订。并在运动中循序渐进，根据情况逐渐递增运动总量及强度。抗阻训练要从低强度开始，逐渐增加强度。

（马　晶）

8. 为什么**瓣膜置换术后**需要**长期服用药物**

接受心脏瓣膜手术，无论是瓣膜成形还是置换，置入的是生物瓣还是机械瓣，出院后并不意味着疾病就痊愈，还需要继续进行很长时间的药物治疗。

置入的人工瓣或成形环对心脏是一种异物，血液容易在其附近凝固形成血栓，栓子脱落可造成各脏器血管栓塞，导致偏瘫、失语、下肢动脉栓塞等，还可能会卡住人工瓣叶，使其不能开启及关闭，从而危及生命安全。因此需要长期服用抗凝药物预防和治疗血栓形成。

另外，患心脏瓣膜病的患者多合并心功能不全，因此一般都需要服用增强心肌收缩力、减轻心脏负荷、减少心肌耗氧、维持血液中离子（特别是钾）平衡、控制心律失常等作用的药物。若患者还存在一些基础疾病，也要继续服用控制基础疾病的治疗药物。

专家说

心脏瓣膜病是一种常见的心脏疾病，目前对于中重度瓣膜病变唯一有效的方法是通过外科或者介入手术修复或置换以恢复瓣膜的功能。如果置入的是机械瓣，需要长期服用华法林等药物预防和治疗血栓形成。生物瓣置换术后要在医生的指导下进行 3~6 个月的抗凝治疗。如合并心房颤动或巨大左房可适当延长抗凝时间。

瓣膜置换术后 血栓

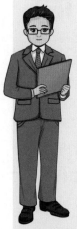

抗凝药物用量不足会导致血栓及栓塞的可能，而过量又会导致出血，均对健康有极大的威胁。因此，长期服用抗凝药物要定期检查凝血功能，其中国际标准化比值（international normalized ratio，INR）是国际通用方式，同时也是医生调整抗凝药物剂量的依据。主动脉瓣置换术后，建议 INR 控制在 1.6~2.0，二尖瓣及三尖瓣置换术后建议 INR 控制在 1.8~2.5，心房颤动 INR 控制在 2.0~3.0，多瓣膜及心房颤动抗凝以 INR 高者为主。同时一定要按时服药，漏服要立即补服，但若已接近或已到下一次服药时间，只需服用下一次药量。服药期间避免做危险或易撞伤的运动，特别应注意，如果出现皮肤瘀血、瘀斑、深色尿或血尿、血便或黑便、经血过量或非预期月经来潮、伤口渗血等情况，应及时到正规医院复查。服用抗凝药物期间要注意维持规律的饮食习惯，保持饮食结构的相对稳定。适当少吃富含维生素 K 的食物，如绿茶、菠菜、甘蓝、胡萝卜、豌豆等。对于高血压患者，要积极治疗并控制高血压，避免抗凝药导致的出血风险。

（马　晶）

9. 瓣膜术后日常生活
需要注意什么

关键词 伤口护理 生活方式

　　心脏瓣膜由于炎症、退行性改变或者其他原因导致瓣膜关闭不全或者狭窄时，会严重影响到心脏功能或者导致心脏扩大。随着时间的推移，心脏瓣膜病从最初的无法治疗，到传统的胸骨正中外科手术，发展到微创外科手术，最终迈向了经导管介入手术的时代，使更多患者受益。但瓣膜术后可能存在血栓和出血的风险，可能有其他术后并发症出现，因此住院期间及门诊随访时，医务人员都会详细告知其术后注意事项，帮助患者做好术后生活的自我管理，提高生活质量。

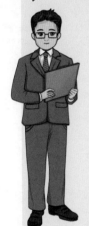

专家说

　　进行传统外科手术的患者在术后的 1~3 个月，要做好伤口护理。如果疼痛剧烈，可以用一些镇痛药。注意伤口周围是否有红肿、不平、出血或者渗出的情况，必要时及时到医院就诊。通常术后 2 周就可以洗浴了。短期内避免做扩胸运动，减少负重。

　　术后 3 个月内保证充足的休息，要调整好自己的作息时间，使生活有规律。可以散步或做一些简单的家务，若出现心脏不适的情况，一定要马上休息，也要适当地减少活动量。根据医生的建议逐步提高运动强度。要避免感染，尽量避免接触感染源，做好个人卫生。

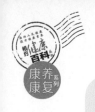

改变生活方式，及时识别是否存在焦虑、抑郁等心理障碍，做好睡眠管理。饮食方面由清淡半流质逐渐恢复正常饮食，并适当增加营养素，要多食用有营养、易消化的食物，如瘦肉、鱼、蛋类、水果和时令蔬菜等。对于服用华法林的患者需控制富含维生素Ｋ的食物摄入（如紫甘蓝、木耳、菠菜、胡萝卜、猪肝等）。低盐、少油，戒烟限酒，避免摄入咖啡等刺激性食物。对于一些心脏功能较差的患者，要减少盐和水的摄入量，如果饮水后感觉胸闷气短，通常说明饮水过量。

心脏瓣膜术后多数需要长期服药，要提高服药的依从性，禁止擅自调整药物种类及剂量。服用抗凝药物时，要定期化验凝血功能，并遵医嘱调整抗凝药物剂量。若服药过程中出现四肢水肿、心律不齐等特殊情况，要立即到医院就诊。

术后早期要严密监测心电图、心脏超声及生化检查等，前３个月建议每月１次。如果各项指标稳定，可以延长随访周期至半年１次，重点了解心脏瓣膜的恢复程度以及能否正常工作。

（马　晶）

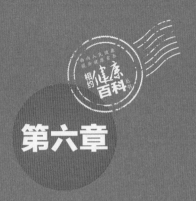

第六章

心血管疾病患者的
心理健康

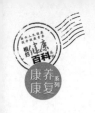

1. 为什么说**心情好**，
心脏才会好

好心脏需要好心情。大家可能会问，心情和心脏健康有关系吗？美国的乔治·恩格尔教授收集了 275 个"猝死"事件，并进行了分类，发现第一类猝死的主要原因是由于近亲或配偶病故所致；第二类主要发生在争吵、攻击、械斗之中；第三类是在遭到失败、绝望，或有损名誉的情况下；第四类却是因欢乐、胜利致使情绪激烈变动导致的。可以看到情绪对心脏影响巨大。近 100 年来，医学界对于心理和心脏的关系做了大量研究，数千篇临床研究证实，焦虑、抑郁不仅导致心血管疾病患病率增加，也导致心血管疾病预后不良，这些心血管疾病包括冠心病、心律失常、高血压、心力衰竭等。2013—2015年北京一项心血管队列研究结果发表在《中华内科杂志》英文版上。研究共纳入北京地区 700 多例冠心病患者，包括心肌梗死和不稳定型心绞痛患者，随访 1 年发现，这部分患者中有焦虑、抑郁的患者1 年内再发心肌梗死的比例增加 4~5 倍，反复再住院率增加 2.5 倍，尤其有焦虑、抑郁的冠心病患者，一年内反复住院风险增加 6 倍，再发心肌梗死风险增加 14 倍。

心理为什么会对心脏产生这么大的影响

心理对心脏的影响主要是通过大脑神经系统实现的，大脑神经系统中的边缘系统是情绪的高级中枢，边缘系统接受外界压力刺激导致神经递质分泌紊乱，如多巴胺和 5- 羟色胺分泌减少、去甲肾上腺素分泌增加，这些神经递质通过下丘脑 - 垂体 - 肾上腺轴和延髓心血管

中枢 - 自主神经系统直接调控心脏活动，表现为交感神经系统激活，肾上腺素分泌增加，心率增加，血压升高，血糖、血脂升高，机体出现代谢异常和血管损伤。这就是为什么有焦虑、抑郁的患者容易患高血压、糖尿病、心律失常、心肌梗死和心源性猝死。所以说好心脏需要好心情是有道理的。

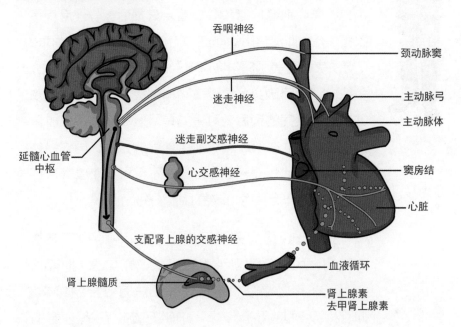

哪些方法可以同时改善焦虑 / 抑郁，促进心血管健康

专家说

Nacholson A 等 发 表 在《 欧 洲 心 脏 杂 志 》（*European Heart Journal*）上的 meta 分析指出，冠心病患者容易出现焦虑和 / 或抑郁，不仅严重影响患者的生活质量，而且为冠心病等心血管不良事件的复发埋下隐患。由于患者往往不善于表达冠心病以外的心理 / 情绪症状，所以类似的心理 / 情绪障碍往往不容易

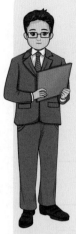

被临床工作者重视和发现。治疗焦虑/抑郁的方法有两大类，分别是抗焦虑/抑郁药物治疗和非药物治疗。Glassman AH 等发表在《美国医学会杂志》（*JAMA*）上的研究提及，抗抑郁药物可显著改善抑郁症状，但未见改善心血管健康和心血管疾病预后。心理治疗是改善焦虑/抑郁常用的非药物治疗方法，Lesperance F 等发表在《美国医学会杂志》（*JAMA*）的研究指出，单纯心理治疗确实可显著改善抑郁症状，但仍然未改善心血管疾病的预后。可喜的是，运动治疗不仅改善抑郁症状，同时可改善心血管疾病的预后。同样另外一种非药物治疗——正念疗法，不仅可以改善抑郁症状，并且在一定程度上改善心血管疾病预后。

总之，希望大家重视焦虑/抑郁对心血管健康的影响，同时采取多种手段积极改善焦虑/抑郁情绪，以非药物治疗为基础，如无法有效控制焦虑/抑郁，及时使用抗焦虑/抑郁药物治疗是必要的补充。

（丁荣晶）

2. 为什么**急性心肌梗死**患者**焦虑 / 抑郁**发生率增加

关键词

临床发现，心脏病患者合并焦虑 / 抑郁的比例明显高于没有心脏病的患者，心脏病越重，焦虑 / 抑郁发生率越高。我国一般人群焦虑和抑郁的比例分别为 4.98% 和 2.1%，但在 1 083 例稳定性冠心病患者中，单纯抑郁比例为 7.9%，单纯焦虑比例为 28.3%，焦虑抑郁共病比例为 14.3%，而在心肌梗死患者中，40%~65% 存在临床上显著的焦虑 / 抑郁症状，15%~25% 存在重度焦虑 / 抑郁症。心肌梗死患者焦虑 / 抑郁发生率增加的原因，与疾病本身的严重程度、患者对心肌梗死的认知、社会家庭对患者的支持程度均有关。很多患者发生心肌梗死后不敢活动，家属过度照顾，对未来担忧、恐惧等，导致心肌梗死患者发生焦虑 / 抑郁的比例明显增加。也有一部分患者发生心肌梗死前就已经存在焦虑 / 抑郁，很可能心肌梗死是焦虑 / 抑郁的结果。2004 年，Rosengren A 等发表在《柳叶刀》（*Lancet*）杂志的一项全球研究，这项研究纳入 15 000 例左右心肌梗死患者和 15 000 例左右健康个体，中国有 4 000 例左右个体参加，采用配对分析方法对患者发生心肌梗死的原因进行归因分析，结果显示，有 9 个危险因素可以解释 90% 的心肌梗死病因，其中精神应激的归因风险和高胆固醇血症相近，相对风险度增加 2.5，也就是说存在精神应激的个体，发生心肌梗死的风险增加 2.5 倍左右。在临床中也能看到，部分心肌梗死患者尤其是年轻人发生心肌梗死前有明显的精神压力或情绪异常，如果同时有大量吸烟或过量运动，很容易导致心肌梗死发生。大家平时听到的心碎综合征，就是精神应激导致心肌梗死的

心肌梗死 焦虑 抑郁

极端事例，这些患者在极端的愤怒、悲伤或狂喜时出现心肌梗死的症状和心电图表现，但是冠状动脉造影没有血管狭窄。

如何识别心脏病患者是否存在焦虑/抑郁

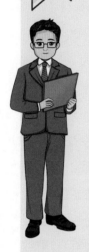

很多心脏病患者的焦虑/抑郁情绪非常隐匿，主要临床表现不是精神症状，而是心脏不适症状。在综合医院心血管门诊就诊的患者中，40%左右是因为单纯心理问题到心内科看病；住院的心血管疾病患者中，50%左右同时存在精神/心理问题。这些患者为什么到心内科就诊呢？因为他们的主要表现是心脏不适，其中胸闷、胸痛、心悸、头晕、乏力是常见主诉症状，这些症状不仅是心脏病的症状，也是焦虑/抑郁的躯体症状。尤其心肌梗死后和冠状动脉支架置入术后的患者，常因为胸闷、胸痛反复到急诊或门诊看病，但因为没有发现心脏异常，同时也没有识别出心理疾病而没有得到有效治疗，导致个人负担和家庭负担都增加。因此，及早识别焦虑/抑郁对提高治疗效果非常关键。一般来说，有以下三种症状的患者，要考虑自己可能存在焦虑/抑郁。第一种症状是失眠，包括躺在床上30分钟无法入睡、夜间睡眠不踏实或早上3~4点钟就醒来，失眠的患者80%存在焦虑/抑郁情绪；第二种症状是情绪差，表现为容易紧张/急躁，过度担心/乏力，精神萎靡，不愿意交流；第三种症状是，反复有心脏不适症状但客观检查没有明显异常或只有轻度异常，无法解释症状的严重程度。如果上述三种症状符合2项，高度提示存在精神/心理问题，如有1项符合，提示存在精神/心理问题的可能，建议进一步寻找既懂心脏又懂心理的"双心"医生或精神心理专科医生诊断和治疗。也可以使用焦虑/抑郁问卷进行自评，网络上有很多焦虑/抑郁自评问卷，推荐使用抑郁自评问卷 PHQ9、广泛焦虑问卷 GAD7 和躯体化自评问卷 PHQ15。一般来说，评分 5 分以上提示为轻度焦虑/抑郁，以非药物治疗为主；10~15 分为中度焦虑/抑郁，需要药物和非药物治疗结合；评分 15 分以上为重度焦虑/抑郁，建议找精神心理专科医生治疗。

（丁荣晶）

3. 为什么**笑**和**乐观**会
改善心血管疾病预后

关于焦虑/抑郁情绪和心血管疾病的关系，有焦虑/抑郁的个体容易发生高血压、心律失常、血管狭窄和心肌梗死，也容易发生猝死。相反，科学家也在神经化学领域的研究中发现一种现象，当人心态乐观、积极向上时，人体内会分泌出令细胞健康的神经传导物质，如多巴胺、内啡肽、催产素和 5- 羟色胺，免疫细胞也变得活跃，人就不容易生病；而当心存恶意、负面思考时，肾上腺素、皮质醇增加，即负向情绪被激发/启动，正性情绪被抑制，机体神经 - 内分泌 - 免疫稳态的良性循环会被破坏。

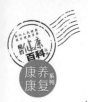

临床发现，乐观程度高的老年女性，发病率低于有悲观情绪的患者。2021 年，美国心脏协会发表在 *Circulation* 杂志上的共识性文件提及乐观与心血管疾病之间存在负相关，共识指出心理幸福感通过生物过程、健康行为和心理社会资源影响心脏健康。

1995 年加拿大新斯科舍省开展居民健康调查研究，对 1 739 例无心血管疾病的社区居民，经过结构性访谈，将患者的正性情绪分为 5 个等级，同时检测患者的焦虑、抑郁及敌意情绪，随访 10 年，主要观察指标是致死性或非致死性心脏病，结果显示，有正性情绪的个体，未来 10 年发生缺血性心脏病的风险降低 22%。

Michael Miller 等在 2023 年欧洲心脏病年会上发布的数据显示，笑是一种很好的治疗冠心病的手段，有助于减少炎症，降低心肌梗死和脑卒中的风险。该项研究观察两组冠心病患者分别观看喜剧片和严肃片 12 周后的心功能情况，主要观察指标是心肺耐力，也就是运动能力，结果提示，观看喜剧片的个体心肺耐力提高 10%。也就是说，笑可以提高心脏储备功能。另外，从血液检测结果可以看到，与另外一组相比，观看喜剧片的个体，体内炎症标志物明显减少。炎症是动脉粥样硬化发生、发展过程中的一个重要促发因素。因此，笑是一种简单有效的冠心病防治手段，有助于减少炎症，降低心肌梗死和脑卒中的风险。

具体如何施行笑声疗法

笑包括很多种，无论哪一种，只要是发自内心的笑，无论是大笑、微笑，还是会心一笑，都具有促进内啡肽释放、减轻压力和改善情绪的作用，但如果是假笑、讥笑、冷笑、狂笑，这些笑中带着不好的情绪

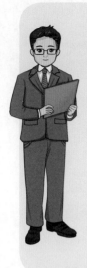

体验，对人体是一种不良刺激，将引发人体儿茶酚胺分泌增加，导致身体交感神经兴奋性骤然增加，大脑组织抑制功能明显下降，肾上腺分泌的激素增加，造成人体内环境紊乱，攻击人体免疫系统。因此，笑一定是发自内心的，可以通过看喜欢的书、喜剧、相声，与家人、朋友敞开心扉交流等方式，给自己创造笑的环境。还有一种方法，通过练习做微笑动作，也就是有意识地让自己的嘴角微微上翘，面部肌肉放松，大脑接收信号会释放少量多巴胺，引发愉悦感。

（丁荣晶）

4. 为什么**乐于助人**会 **改善心血管疾病预后**

历史流传的名言警句很多，其中"助人助己"，现代医学证明是有科学依据的。乐于助人的个体，大脑神经可释放催产素，这种物质在妊娠女性生产的时候会大量释放以促进子宫收缩和分娩，在帮助别人的同时，大脑也会少量释放催产素，催产素可以使人安定，心情稳定，从而保持心率、血压和血液循环的稳定。由此可见，乐于助人的行为与心理和生理健康都有关。美国在社区健康人群中进行了一项研究，基线收集患者是否乐于助人、情绪状态等信息，随访 10 年发现，乐于

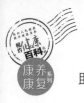

助人的个体，10 年后存活的比例明显高于不愿意帮助他人的个体。

反之，一个心怀恶意、损人利己的人寿命比较短。如对他人怀有敌意，或处处视别人为敌的人，往往心理上存在很大的精神压力，容易失眠、紧张、急躁、抑郁，这些压力导致交感神经激活和皮质醇释放增加，使血压、血糖、血脂升高，体内炎症激活。"三高"和低度炎症反应与心血管疾病的发生、发展密切相关。

关键词

心血管疾病 助人助己 能量

心血管疾病患者如何做到助人助己

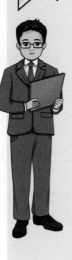

　　提到助人助己，简单的理解就是帮助别人的同时也帮助了自己，先辈也告诉我们，做人应雪中送炭，不要落井下石。然而助人也需要掌握一个度，应在力所能及的范围内帮助他人。部分心血管疾病患者是 D 型人格，这种人格特征的表现是，对别人非常宽容，从不拒绝别人提出的要求，不愿意麻烦别人，有委屈自己默默承受，永远照顾他人感受。因此身体内存在很多负性情绪和负能量无处宣泄。根据物理学上的能量守恒定律，能量既不能被消灭，也不能被创造，只能从一种形式转换成另外一种形式，所以很多人的情绪负能量内化，转而攻击自己的身体，导致血管损伤、免疫紊乱等。当然，上述说法并不是支持大家自私自利，而是提醒有 D 型人格倾向的人，在关爱别人同时，也要学会关爱自己。只有爱自己，才能更好地爱别人，对自己不要过度苛责，遇到事情积极寻求他人帮助，寻找解决途径。

（丁荣晶）

5. 为什么**正念疗法**可以**改善焦虑/抑郁**

关键词

正念疗法最初由卡巴金博士1979年在美国麻省大学医学院创立，称为减压与放松疗程，是一组以正念技术为核心的冥想训练方法，旨在提高专注力、提高对当下时刻的觉察、不做评判、让人了解自己思维本质的心理练习，从而达到调节情绪、放松身体的作用，主要包括正念减压疗法和正念认知疗法。表现形式包括禅定禅修、内观禅修、正念冥想、坐禅、拉吉瑜伽冥想、慈心禅、先验冥想、放松反应、内观。目前广为大众接受的正念技术包括正念冥想、先验冥想和慈心禅。20世纪90年代以来，正念疗法作为一种减压技术被医学关注，超过1 000余篇临床研究结果证实，正念可改善焦虑/抑郁情绪、降低心理压力和由于压力带来的身体疼痛，改善不良行为习惯，改善睡眠质量，改善饮食失调和药物滥用等。同时，有很多研究对正念疗法的作用机制进行了探讨。2017年，美国心脏协会发布的"正念和心血管风险降低"中提及一项21例患者神经影像研究的荟萃分析，发现禅修冥想者的大脑皮层前额叶皮质、前扣带回皮质、皮层下灰质和白质、脑干和小脑均发生了解剖学改变。慈心禅和/或慈悲冥想可引起与情绪处理有关的大脑皮层下通路（杏仁核和腹侧纹状体）发生改变。不同形式的禅修冥想（如专注意念、正念冥想和慈心禅）会产生各种不同的心理学和神经学疗效。前额叶皮质、扣带回皮质、杏仁核、腹侧纹状体都与人体的情绪体验有关。前额叶皮质是大脑的命令和控制中心，是认知、情绪、疼痛和行为管理的高级中枢，其功能越发达，越能够让我们有能力、有组织、有计划和理智地分析和处理各种事件，从而明显降低焦虑/抑郁情绪。

正念疗法 焦虑 抑郁

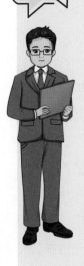

如何快速减压

压力是一种应激，当有压力来临时，人体会激发自我保护机制，类似于战斗的生物学反应，体内交感神经激活，肾上腺素释放增加，心率、血压和呼吸增快，骨骼肌收缩，血糖和血脂释放入血。偶尔的压力有助于促进自我成长，但长时间处于压力状态，将导致高血压、高血糖、失眠、心律失常等问题。因此，学会控制压力非常重要。当面对一件事情，有烦躁、紧张、恐惧等心理体验，同时出现心跳增快、头晕乏力、胸闷心悸等表现时，提示我们有压力了。快速的减压方法包括腹式深呼吸、握拳放松等动作。如果某一刻突然感觉压力很大、心跳加速，你可以先放下手中的事情，把注意力放在呼吸上，张开五指用力伸展，然后深吸气 3 秒，吸气时腹部隆起，停顿 1 秒，再用力握拳，深呼气 6 秒，呼气时腹部收缩，每个呼吸需要 10 秒，重复 3 次效果更好。俗话说，"学会把心放到肚子里"。不要小看这 30 秒，它能让你的精神快速放松。斯坦福大学的科学家研究发现，深呼吸时，与压力相关的激素水平会下降，同时深呼吸动作可以激活人体副交感神经系统，使心率放缓、呼吸平稳，进一步促进放松。

（丁荣晶）

6. 为什么**运动**可以 **改善焦虑 / 抑郁**

关键词

运动 焦虑 抑郁

Matthew Pearce 等发表在《精神病学纪要》（*JAMA Psychiatry*）杂志的"体力活动和抑郁的关系"文章中提及，运动不仅是强身健体的工具，也是治疗疾病的良药，可明显改善心理健康水平。运动对正常人心理健康的调节作用是适度的，但对有高度焦虑或压抑的患者而言，这种调节作用很明显。运动可以增加中枢神经系统去甲肾上腺素和多巴胺的分泌，提高身体的免疫机能，改善心理应激导致的免疫系统紊乱，提高自尊，增强自信，降低抑郁症发病风险；同时运动可改善精神 / 心理问题导致的代谢紊乱和生理疾病风险，包括改善血管内皮功能、抗炎、抗血栓形成、促进血管侧支循环形成、增加心肌线粒体功能，降低血压、血糖和血脂。上述风险与心血管疾病的发生、发展密切相关。不同的运动形式对心理状态的改善作用略有不同。有氧运动的心理获益包括增加体能、增强自控力、增加独立生活能力、降低疲劳感、改善情绪、减轻体重。抗阻运动的心理获益包括增强体能、维持骨骼健康、改善体质成分、增强肌肉力量、促进重返工作岗位、维持日常生活能力、增加娱乐活动能力、降低体重。

运动治疗不仅可改善情绪，同时可改善心血管疾病预后。采用运动方式对冠心病患者的抑郁症进行治疗的研究，16 个月随访结果显示，运动和舍曲林都明显改善抑郁症状和心血管生物学指标。2003 年，发表在《美国医学会杂志》（*JAMA*）的"治疗抑郁和低社会支持对心肌梗死后临床事件的影响"的研究中纳入 2 078 名心肌梗死合并抑郁患者，平均随访 2 年，发现心肌梗死后进行规律运

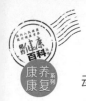

动的患者死亡率为 5.7%，而不规律运动的患者死亡率为 12.0%，具有显著统计学差异。文献研究强调了规律运动对心肌梗死患者生存率的潜在影响，以及运动在冠心病患者抑郁症治疗中的积极作用。同时指出了运动作为一种非药物干预手段在心血管病患者中的重要性。

 不同类型的人如何选择适宜的体育锻炼项目

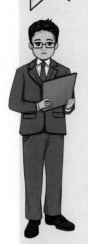

1. 性格腼腆胆小者 建议选择游泳、拳击、跳马、单双杠、平衡木。这些项目要求人们不断克服害怕、跌倒等各种胆怯心理，以勇敢、无畏的精神去战胜困难。经过一段时间的锻炼，动作熟练后，胆量自然会变大，处事方法也会成熟许多。

2. 性格孤僻、不合群者 建议选择足球、篮球、排球及拔河。集体运动可增加团队合作体验和互助体验。

3. 性格急躁者 建议选择下棋、打太极拳、练习瑜伽、慢跑。帮助调节神经活动，稳定情绪，增强自我控制能力。

4. 好强性格 建议选择跳水、体操、艺术体操。选择难度大、动作复杂的技巧性运动或与实力水平超过自己的对手打乒乓球、羽毛球，提醒自己"人外有人"。

5. 容易紧张者 多参加公开、激烈的体育比赛，如足球、篮球、排球等项目。场上形势多变，只有冷静沉着应对，才能获得优势。

6. 缺乏自信者　选择简单容易的运动如跳绳、俯卧撑、广播操、跑步等。

7. 犹豫不决者　多参加乒乓球、网球、羽毛球、拳击、跨栏、跳高、跳远等体育活动。在活动过程中任何犹豫都将延误良机，长久训练能增强果断的个性特征。

（丁荣晶）

7. 为什么有**生活目标**会改善心血管疾病**预后**

最近几年积极心理学越来越受到重视，哈佛医学院开设的积极心理学课程，最初没有人选修，后来座无虚席，世界各地掀起了针对积极心理学的研究热潮。积极心理包括有生活目标、感恩、有幸福感、有正性情绪和乐观。其中有生活目标既是一种积极心理的表现，也是积极心理的结果。很多研究探讨了有生活目标对生活质量、身体活动水平、心理健康等方面的影响，从而解释了为什么有生活目标的个体在心血管疾病预后方面表现得更好。为什么有生活目标会改善心血管疾病的预后呢？这可能涉及多种因素。有生活目标可能促使个体更积极、有动力地生活，包括更健康的生活方式、更好的心理状态以及更好的社交支持。这些因素都可能对心血管健康产生正面影响，从而降

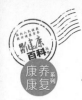

低心血管事件和死亡风险。加拿大一项经典研究对 1 238 名社区老人随访 5 年，根据是否有生活目标分为 2 组，结果显示，有生活目标的个体显著降低了累计心血管死亡率。该研究结果提示，有生活目标对心脏健康有积极的影响。有生活目标和乐观情绪相辅相成，均有助于个体产生积极心理，改善心血管健康。

什么是积极心理学

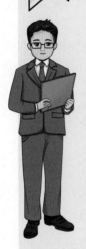

20 世纪 60 年代，人本主义心理学和由此产生的人类潜能研究，奠定了积极心理学发展的基础。积极心理学是致力于研究人的活力与美德的科学。积极心理学主张研究人类积极的品质，充分挖掘人固有的、潜在的具有建设性的力量，促进个人和社会的发展，使人类走向幸福，与传统的"消极心理学"相对应。研究方法包括量表法、问卷法、访谈法和实验法、现象学方法、经验分析法等。研究内容包括积极主观体验研究、积极人格特质的研究、积极社会环境的研究。积极心理干预方案强调系统方法，包括提升个人力量、回忆生活中的积极事件、培养乐观正性的心态、感恩、正念、适当运动等。

（丁荣晶）

8. 为什么**慢性心力衰竭**患者容易发生**焦虑/抑郁**

关键词

慢性心力衰竭 焦虑 抑郁

心脏是人体的发动机，心力衰竭顾名思义就是心脏功能衰竭，是心脏终末期表现，意味着生命进入倒计时，患者难免恐惧、绝望。同时，因为心脏排血能力下降，身体各脏器供血不足，活动时出现胸闷、气短、乏力，不可避免出现焦虑/抑郁等情绪障碍。因此心力衰竭患者焦虑/抑郁的患病率明显高于一般心脏病患者，患病率为50%~70%，有焦虑/抑郁症状的心力衰竭患者反复住院率和死亡风险明显增加。这是因为焦虑/抑郁的存在，可以激活身体的交感神经，导致心率增快和血管收缩，对心脏泵血是一种额外的负担。学会处理焦虑/抑郁等情绪，有助于降低交感神经系统的活性，从而减轻心脏的额外负担。

专家说

心力衰竭患者如何减少焦虑/抑郁情绪

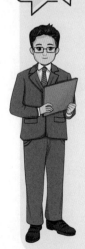

虽然心力衰竭是心脏终末期表现，但近年来很多研究显示，心力衰竭并不是完全终末期疾病，心脏功能是可以逆转和改善的。在心力衰竭治疗过程中，焦虑/抑郁情绪对整个疾病转归的影响非常大。作为心力衰竭患者，理智的做法是接受现实并积极治疗，但对于心力衰竭患者并不容易做到，需要心力衰竭患者不断鼓励自己，增加战胜疾病的信心，临床医生和患者家属都要充分理解患者的困境和需求，提供必要的心理治疗和心理支持，用正向、积极的语言和案例，认

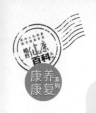

真、耐心的治疗过程，帮助患者增强信心。关于心力衰竭患者焦虑／抑郁的治疗，抗焦虑／抑郁药物的效果有限，甚至可能增加全因死亡率，但心理治疗和运动治疗有一定的帮助，建议心力衰竭患者改变认知，树立信心，积极参与治疗。2022年，《欧洲心脏杂志》（*European Heart Journal*）发表的共识"心力衰竭患者心理健康相关危险因素和干预"中提及，运动治疗对改善心力衰竭患者的焦虑／抑郁和心力衰竭预后最有效，很多人可能担心运动的风险，心脏康复运动疗法通过运动风险评估、制订运动处方、监督患者运动过程等标准化康复方案，可以保证心力衰竭运动的安全和有效。

（丁荣晶）

9. 为什么**心悸**、**胸闷**
不是心脏疾病
而是**心理疾病**引起的

在心血管内科，无论是在病房还是在门诊，常常会遇到许多有心悸、胸闷甚至胸痛的患者，他们反复就医，但检查并没有明显的心血管疾病证据，或检查有一些问题，如心脏冠状动脉造影显示冠状动脉血管有50%~70%的狭窄，24小时心电图检查有几百次或上千次期前收缩；但若从心脏病的角度给予活血化瘀、宽胸理气、扩血管或抗心律失常药治疗，症状并不能得到有效缓解，症状久治不愈不仅使患者的病痛及经济负担加重，也会浪费社会医疗资源。那应该如何看待这一现象？

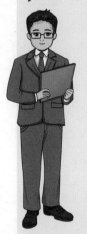

专家说

1. 心理疾病的躯体化症状　我们需要知道，心悸、胸闷或胸痛是人体的一种感觉，心脏期前收缩可以引起心悸，冠心病（如冠状动脉狭窄）可以引起胸闷、胸痛，但心悸并不一定代表心脏期前收缩，胸闷或胸痛也并不一定代表冠心病，尤其冠状动脉并不严重的 50%~70% 的狭窄一般不会引起心肌缺血，所以也不会引起胸闷、胸痛。在人们的认知里，心理疾病只是在思维、情绪上出现问题，殊不知，心理疾病也会引起各种各样身体上的不适症状，如头晕头痛、腹胀腹痛、腰酸背痛等，最常见的就是心悸、胸闷症状，这就是心理疾病的躯体化症状。躯体化症状是 20 世纪初由德国精神分析学家提出的概念，是指无法表达的不良情绪或痛苦情绪用躯体不适症状来表达，因为从人的本能自我防御机制上讲，人们更愿意接受是躯体疾病而不是心理疾病给我们造成的影响。

2. 如何识别躯体化症状　首先，临床检查结果不能很好地解释躯体不适症状；其次，患者同时伴有睡眠不佳、紧张不安、容易激动、烦躁、易怒以及多系统器官的不适症状等问题。最简单、有效的方法就是可以用《躯体化症状自评量表》（附件 1）进行自查，如果各项症状分值总计 ≥ 10 分，考虑有躯体化症状或躯体症状障碍。

心悸　胸闷　心理疾病　躯体化症状

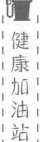

躯体化障碍或躯体症状障碍

患者具有非常痛苦或导致重大功能损伤的躯体症状，有或没有既已诊断的躯体疾病，表现为对躯体疾病的担忧，以及在求医问药上消耗过多的时间或精力。此类患者大部分拒绝心理疾病的诊断，故就医都是首先出现在普通医疗系统中，而不是精神科。

附件1：躯体化症状自评量表

> 重要提醒：此量表切勿遗失，每次就诊请务必携带此量表！以便于前后对比判断治疗效果。

躯体化症状自评量表

姓名_____ 电话_____ 性别____ 年龄____ 病程_____ 评定日期_____ 第__ 次
教育程度_____ 职业_____ 诊断_____ 所用药物_____

说明：您发病过程中可能存在下列各种症状，如果医生能确切了解您的这些症状，就能给您更多的帮助及正确的治疗。初诊请根据近半年情况、复诊请根据目前情况在症状上打√，症状可多选，并以选择出相关症状最重的作为严重程度分值；没有症状也要在没有一栏上选择打√。

没有：不存在　　　　　　　　备注：
轻度：偶有几天存在或尚能忍受
中度：一半天数存在或希望缓解
重度：几乎每天存在或较难忍受

在发病时的症状上打√,可多选,每一栏都要选择	没有	轻度	中度	重度
头晕、头胀、头重、头痛、眩晕、晕厥或脑鸣	0	1	2	3
睡眠问题(入睡困难、浅睡易醒、多梦、噩梦、早醒、失眠或睡眠过多)	0	1	2	3
易疲劳乏力、行动困难、精力减退	0	1	2	3
兴趣减退、情绪不佳、怕烦、缺乏耐心	0	1	2	3
心血管症状(心慌、胸闷、胸痛、气短)	0	1	2	3
易着急紧张、担忧害怕,甚至惊恐、濒死感或失控感	0	1	2	3

在发病时的症状上打√,可多选,每一栏都要选择	没有	轻度	中度	重度
习惯操心、多思多虑、易纠结、遇事总往坏处想	0	1	2	3
注意力减退、思考能力下降、健忘甚至迟钝、恍惚	0	1	2	3
胃肠症状(胀、痛、返酸、食欲差、便秘、便多、打嗝、口干苦、恶心、消瘦)	0	1	2	3
疼痛(颈部、肩部、腰部、背部、腿部等)	0	1	2	3
敏感、依赖、易悲伤或伤心哭泣	0	1	2	3
手脚关节或身体某部位(麻木、僵硬、抽搐、颤抖、刺痛、怕冷)	0	1	2	3
视物模糊、眼睛干涩或胀痛、短期内视力下降	0	1	2	3
激动烦躁、生气易怒、对声音过敏、易受惊吓	0	1	2	3
追求完美、洁癖、强迫感(强迫思维、强迫行为)	0	1	2	3
皮肤过敏、瘙痒、皮疹或潮红、潮热、多汗	0	1	2	3
常关注健康问题、担心自己及家人生病	0	1	2	3
呼吸困难、憋闷或窒息感、喜大叹气、咳嗽或胁肋痛	0	1	2	3
咽部不适、梗阻感、鼻腔干涩、鼻塞、耳鸣、耳塞	0	1	2	3
易尿频、尿急、尿痛、会阴部不适或性功能下降	0	1	2	3

对工作、学习、家庭关系及人际交往等造成的困难:没有、轻度、中度、重度。

初始评分:基本正常≤9分;轻度10~19分;中度20~39分;重度≥40分 总分:＿＿＿

庄琦,毛家亮,李春波等.躯体化症状自评量表的初步编制及信度和效度研究[J].中华行为医学与脑科学杂志,2010,19(09):847-849

(毛家亮)

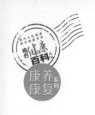

10. 为什么心脏病症状
需要鉴别是**心脏疾病**
还是**心理疾病**

关键词

心脏病症状　心理疾病

　　有心悸、胸闷、胸痛等心脏病症状，并不等于一定患有心脏病。心血管内科调查有 1/3 的患者患心理疾病，如躯体化障碍、焦虑、抑郁，这些患者本人并没有意识到自己有心理疾病，而这些心理疾病会出现心悸、胸闷或胸痛等心脏病症状，导致在心内科常把这些患者当成心脏病治疗，最终使患者症状久治不愈。

专家说

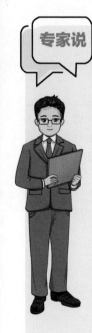

　　由于目前社会发展迅速、竞争压力大，心理疾病已经成为影响人们健康最主要的疾病。在中国 2020 年的疾病总负担的调查中，精神心理疾病已经超过心脑血管疾病，成为所有疾病之首。但由于心理疾病病耻感以及心理疾病的躯体化症状，在心理疾病早期，高达 2/3 的患者会到综合医院非精神科就诊，所以在综合医院心内科、消化科、神经内科、疼痛科、妇科、骨科等几乎所有科室都会存在大量的以躯体化症状为主要表现的心理疾病患者，如果不能及时识别和处理，就会导致这些患者的症状久治不愈，这是应该引起高度重视的，所以在心内科，不仅要关注心脏病，也要关注心理疾病。

短短三四十年，随着社会的迅速发展，人们的生活方式和条件发生了巨大的变化，导致人类的疾病谱也发生了显著的改变，前后经历了三个阶段：①传染病/感染性疾病时代，如肺结核、病毒性肝炎、慢性支气管炎、风湿性瓣膜病变等；②躯体器质性疾病时代，如糖尿病、高血压、心脑血管疾病、肿瘤等；③精神心理疾病时代，如躯体化障碍、焦虑、抑郁、强迫症等。所以在可以预见的未来，心理疾病将是影响人类健康最主要的疾病。

（毛家亮）

11. 如何区别是**正常心理**还是**异常心理**

在日常生活中，人们都会遇到一些不开心的事，甚至重大的负性生活事件，比如学习上的挫败、生意投资失败、失恋、亲人离世、重大疾病等，这些都会引起人们的负性情绪，这些情绪如果控制在一定范围内，就属于正常人的情感体验，是正常心理，而一旦超出一定的范围，就可能是焦虑/抑郁，变成异常心理，目前临床中常把异常心理当成正常心理，如果不能及时识别和治疗，就会严重影响患者的健康状态。

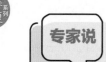

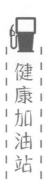

正常心理 异常心理

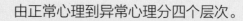

专家说

由正常心理到异常心理分四个层次。

1. 心理反应 是正常人的情感表现，不影响健康状态。

2. 心理问题 正常人既有情感问题，也有认知困惑，但不影响健康状态。

3. 心理疾病或障碍 影响健康状态，达到疾病诊断标准，患者社会功能受损，自身不能调节，有就医的愿望及现实检验能力。

4. 精神疾病 思想和行为与现实世界分离，现实检验能力丧失，没有就医的愿望。

如此区分既不会遗漏心理疾病，也不会把心理疾病扩大化。心理反应不需要处理；心理问题可以通过自身调节或心理咨询处理；心理疾病是疾病概念，需要医疗干预，如药物或物理治疗，还可以加上心理咨询治疗；而精神疾病需要到精神专科医院进行更专业的治疗。

健康加油站

心理疾病不能像躯体疾病一样，可以通过实验室检查做出疾病诊断，但诊断心理疾病还是有方法的，这就是心理疾病诊断的四个标准——症状标准、程度标准、病程标准及排除标准，由专业医生问诊加上量表辅助测评，能够很好地对心理疾病做出正确的诊断，从而进行有效治疗。

（毛家亮）

12. 为什么要对不明原因有**心血管疾病症状**的患者做**心理量表**筛查

关键词

在心血管内科，越来越多的有心血管疾病症状的患者进行检查，没有发现心血管疾病的证据，但他们的胸闷、胸痛及心悸无法用心脏病解释，而且这些患者用各种各样治疗心脏病的药物也没有效果或效果轻微。如果患者还伴有睡眠障碍，如多梦、浅睡易醒、入睡困难或早醒，甚至失眠，还有容易紧张、急躁，或伴有全身其他器官系统的不适症状，如头晕、头痛、腹胀、腹痛等，这些不明原因的症状越多，就越要考虑是由心理疾病引起的。

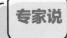

根据 2020 年版的《在心血管科就诊患者的心理处方中国专家共识》，针对这些不明原因的胸闷、胸痛及心悸，在排除心血管疾病的基础上，有上述不适主诉的患者，就需要进行心理量表的筛查：①躯体化症状自评量表 SSS；②焦虑自评量表 GAD7；③抑郁自评量表 PHQ9。通过筛查这几张量表，就能很好地识别这些有不明原因的心血管疾病症状的患者是否有心理疾病，从而及时识别并治疗。

心血管疾病症状　心理疾病　心理量表

躯体化症状自评量表 SSS（附件 1）。

附件 2：焦虑自评量表 GAD7 及抑郁自评量表 PHQ9

患者心理健康状态问卷

姓名：_____ 性别：__ 所用药物：_____ 日期：_____ 第__次就医
教育程度：_____ 病程：_____ 科室：_____ 以往疾病：_____
发病过程中,是否有以下情况以及影响的程度如何？（用√表示）

GAD7 项评估表

总分：　　0~4 分正常；5~9 分轻度；10~17 分中度；18~21 分重度

	从没有	有几天	一半天数	几乎每天
1 感到不安、担心、烦躁或者易怒	0	1	2	3
2 不能停止或无法控制担心	0	1	2	3
3 对各种各样的事情担忧过多	0	1	2	3
4 很紧张,无法放松	0	1	2	3
5 非常焦躁,以至无法静坐	0	1	2	3
6 变得很易怒或躁动	0	1	2	3
7 担忧会有不祥的事情发生	0	1	2	3

总分_____

PHQ9 项评估表

总分：　　0~4 分正常；5~9 分轻度；10~19 分中度；20~27 分重度

	从没有	有几天	一半天数	几乎每天
1 对事情没有兴趣	0	1	2	3
2 情绪低下,抑郁,感到没有希望	0	1	2	3
3 无法入睡或睡眠时间过长	0	1	2	3
4 感到疲倦或没有精力	0	1	2	3

	从没有	有几天	一半天数	几乎每天
5 没有胃口或狂吃	0	1	2	3
6 感到对自己内疚或感到自己是失败者或造成家人不成功	0	1	2	3
7 做事时精力无法集中,如读报或看电视	0	1	2	3
8 走动或说话相当慢或超出寻常的兴奋和走动	0	1	2	3
9 想到最好死了算了或自我伤害	0	1	2	3

总分_____

（毛家亮）

13. 为什么**难治性高血压、血压不稳定**要考虑**心理疾病**可能

高血压是心血管内科的常见疾病，如果控制不好会引起心、脑、肾疾病。目前有很多有效的治疗高血压的药物能够很好地控制高血压，但还是有一部分高血压患者，在排除继发性高血压后，用各种各样的高血压药物治疗，效果不好，而且忽高忽低、非常不稳定，成为难治性高血压，即三种抗高血压药物足剂量，治疗三个月依然控制不好的高血压。

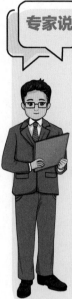

难治性高血压　血压不稳定　心理疾病

专家说

有以上特征表现的难治性高血压患者需要考虑是否由心理因素引起，根据 2020 年版的《在心血管科就诊患者心理处方中国专家共识》，只要问三个问题：①有无睡眠不良；②有无紧张、着急、怕烦；③有无其他查不出原因的躯体不适症状。如果有的话接下来就可以做三张量表进一步筛查，既躯体化症状自评量表、焦虑自评量表及抑郁自评量表。如果这三张量表结果有问题，就可以考虑为心理因素导致的难治性高血压，这时加用抗焦虑/抑郁的药物就能很好地帮助患者控制这些难治性高血压。

（毛家亮）

14. 为什么心脏介入治疗后依然有**不适症状**，需要考虑**心理疾病**的可能

目前在心血管疾病领域，心脏介入治疗是治疗许多心脏病的重要手段，如冠心病的冠状动脉支架置入术，心动过速的射频消融术，心动过缓或室性心动过速、心室颤动的心脏起搏器、除颤仪植入手术。这些手术对挽救患者生命、提高患者的生活质量具有举足轻重的作用，甚至不

可或缺。但心脏介入术后，部分患者依然有各种各样的不适症状，对患者的康复造成很大影响，如果进一步检查也没有发现造成这些症状的心脏病证据，此时，对这部分患者要考虑是否存在心理疾病。

心脏介入治疗后，部分患者依然会担心原发疾病、担心治疗效果，致使出现心理疾病的情况并不少见。由于有原发疾病，加上患者往往不愿意承认自己有心理疾病，或总觉得自己的不适症状是由原发疾病引起的，此时心理疾病就会被明显忽视而漏诊，导致患者的症状久治不愈。这时就要识别患者有无心理原因。若患者的不适是由心理因素导致的，这时加用抗焦虑／抑郁的药物就能很好地帮助这些心脏介入术后的患者有效康复。

（毛家亮）

15. 为什么说**心悸**不是心脏期前收缩造成的，而是**心理疾病**造成的

关键词

心脏介入治疗　不适症状　心理疾病

心悸、心慌是心血管内科最常见的主诉，通常大家认为这可能会和心律失常、心脏期前收缩有关，但实际上心脏期前收缩，哪怕是心房颤动，一般也不会引起心悸或心慌，而焦虑症引起的心悸、心慌非

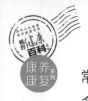

常普遍。目前社会压力普遍较大、工作节奏较快，焦虑症患者日益增多，往往就会出现心悸、心慌症状，尤其在年轻患者中这种情况特别多，在心内科调查，伴有焦虑状态的患者可达 42%，但这些患者往往都认为心悸或心慌是由心脏病引起的，需要注意识别。

关键词

心悸　心脏期前收缩　心理疾病

专家说

心悸或心慌只是人体的一种不适感觉，并不一定代表有心脏病，当人们预感到危险来临时，就会出现担心、焦虑，人体的防御机制就会启动，交感神经兴奋、儿茶酚胺分泌，就会引起心动过速、出汗、血压升高 / 波动等症状，甚至还会引起心脏期前收缩，这时候要识别患者有无焦虑 / 抑郁等心理状态，如果是焦虑症 / 抑郁症，就要用抗焦虑 / 抑郁的药物治疗，而不是用抑制心动过速或抗心律失常的药物。

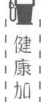

健康加油站

如何识别心悸或心慌不是由心动过速或心脏期前收缩造成的，而是由心理疾病造成的

1. 患者的心悸、心慌和情绪波动有关。

2. 做 24 小时心电图，心悸和期前收缩的检查结果不匹配。

3. 做躯体化症状自评量表及焦虑 / 抑郁自评量表，量表上的评分超过标准，就能很好地知道心悸或心慌可能是由心理疾病造成的。

（毛家亮）

16. 为什么**抗焦虑／抑郁药物**能够有效改善**心悸**、**胸闷**及**胸痛**

在心内科，尤其是双心门诊医生会给前往心内科就诊的一些有胸闷、心悸及胸痛症状的患者开具各种各样抗焦虑／抑郁的药物，因为心理疾病往往可以引起心悸、胸闷及胸痛，这就是心理疾病的躯体化症状。

人体对知觉、情绪反应及许多生理反应是有生物基础的，包括喜怒哀乐、强迫感、头晕、手麻、心悸、胸闷、腹胀、腹痛、耳鸣、疼痛、失眠等，都与体内神经递质（如 5- 羟色胺、多巴胺及去甲肾上腺素）在脑内的下降或不平衡有关，而抗焦虑／抑郁药就是通过增加神经递质或调整在脑内紊乱的递质达到新的平衡，从而消除心理疾病带来的各种不适症状，同时也能改善不良的负性情绪。

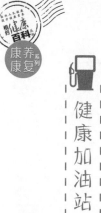

使用抗焦虑／抑郁药物治疗期间的注意事项

刚开始用药，部分患者可能会出现药物性焦虑，如头晕、乏力、烦躁、恶心等不适症状，这属于开始用药时的正常反应，大约 1 周后这种不适症状会减轻或消失。如果这种不适症状过于强烈不能耐受，建议将药物减半服用，但不要轻易停药，适应几天后还可以恢复原来的用药剂量。真正起效大约在用药 2 周后，故 2 周后务必复诊，如仍有副反应或症状改善不明显，则需要调整用药；如症状改善则继续用药，每月复诊 1 次，每次就诊最好用心理量表评估、观察治疗效果，整个疗程视病情轻重需要 3 个月到 1 年，症状需要被充分控制才能减药、停药。

（毛家亮）

17. 为什么在心脏病患者中可以安全使用**抗焦虑／抑郁药**

在治疗双心疾病时，因为可能会伴有心脏病，在使用抗焦虑／抑郁药时，许多患者会担心药物的副作用，担心会对原发心脏疾病的影响，担心药物会不会影响思考能力，人会不会变得迟钝，会不会药物成瘾断不了药？

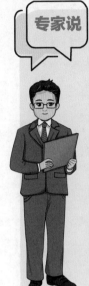

专家说 现代抗焦虑/抑郁药和传统的抗焦虑/抑郁药相比，最大的特点就是治疗效果好、副作用小。2002年，Glassman AH 等人在《美国医学会杂志》（*JAMA*）中发表的研究指出，现代抗焦虑/抑郁药在治疗缺血性心脏病患者的抑郁症方面是非常安全的。同时，合理的药物剂量不会对大脑产生抑制，随着焦虑/抑郁症状减轻，大脑思维能力反而会改善。所有的抗焦虑/抑郁药都不会成瘾，当心理疾病被充分控制，抗焦虑/抑郁药就能慢慢减药直至停药，那为什么有些患者停药后症状会复发？这说明疾病没有被充分控制，并不是药物成瘾。此时，患者需要进一步调整药物治疗方案，最重要的是要做心理咨询治疗，找出疾病源头并加以纠正，才能保证停药后症状不会复发。

关键词
抗焦虑/抑郁药 成瘾

健康加油站 常用抗焦虑/抑郁药有坦度螺酮、氟哌噻吨、美利曲辛、氟西汀、舍曲林、帕罗西汀、西酞普兰、氟伏沙明、文拉法辛、度洛西汀、米氮平、曲唑酮、阿戈美拉汀、多塞平、氢溴酸伏硫西汀、米那普仑等。这些药物必须在医生的评估指导下使用。

（毛家亮）

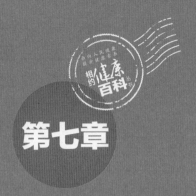

第七章

心血管疾病患者的
膳食营养

1. 为什么**心血管疾病**患者要**重视营养治疗**

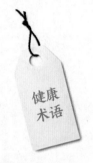

健康术语

1. 疾病负担　疾病对社会经济及人群健康的影响，包括疾病的流行病学负担和经济负担两个方面。

2. 自由基　能够独立存在，含有1个或1个以上不配对电子的原子、原子团或分子。如含有不成对电子的氧则称为氧自由基，占机体内自由基的95%以上。它可引起脂质过氧化、蛋白质氧化和DNA破坏，损害机体组织和细胞，促进各种疾病的发生。

心血管代谢疾病包括高血压、糖尿病、血脂异常、冠心病、心力衰竭、脑卒中等。而血压、血糖、血脂情况与膳食因素直接相关。现有的循证医学证据显示，从膳食中摄入的能量、反式脂肪酸、饱和脂肪酸和胆固醇过多，以及蔬菜、水果摄入不足等会增加心血管疾病发生的风险。根据全球疾病负担数据显示，我国约260万心血管疾病死亡归因于膳食因素，较2007年增长了38%。心血管疾病负担超过8500万伤残调整生命年，其中约5600万归因于不合理膳食，特别是高钠饮食、低全谷物饮食和低蔬果饮食。合理科学膳食可以降低心血管疾病风险，已经有心血管疾病的患者要重视营养治疗，可以改善心血管疾病风险因素，防止营养不良，减少并发症。

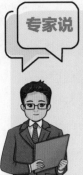

1. 如何保证合理健康膳食 健康的体重对心血管疾病患者非常重要，通过平衡能量摄入和消耗，保证合理膳食可以达到和保持健康体重。合理膳食包括以下方面。

（1）多吃新鲜蔬菜和水果，保证食物多样化。

（2）选择全谷物类的主食，减少或避免精制碳水化合物。

（3）选择健康的蛋白质来源，包括植物蛋白（豆类和坚果）、鱼类和海鲜、低脂或无脂乳制品代替全脂乳制品、禽肉，尽量减少或避免加工红肉和肥肉。

（4）选择植物油（橄榄油、红花油、玉米油），避免动物脂肪（黄油和猪油）和热带油（椰子油、棕榈仁油）。

（5）选择最低限度加工食品而不是超加工食品。

（6）尽量减少摄入含有添加糖的饮料和食物。

（7）选择少盐或无盐的食物。

（8）如果不喝酒，不要开始饮酒；如果有饮酒习惯，应限制摄入量，每天不超过15克乙醇的量（相当于52度白酒30ml，或38度白酒50ml，或12度葡萄酒150ml，或4度啤酒450ml）。

2. 合理膳食对心血管健康的意义 合理膳食首先能够最大程度地满足人体的生长需要、生理功能需要和免疫功能需求，满

足机体的能量和营养素供给。合理膳食建议增加新鲜蔬菜（生重不少于 500 克 / 天）、新鲜水果（200~350 克 / 天）、全谷物和健康脂肪（如橄榄油和鱼油）的摄入，并限制高脂肪、高盐和高糖的食物。这些食物有助于降低胆固醇和血压水平，减少动脉硬化的风险。蔬菜和水果富含膳食纤维和抗氧化剂，有助于清除自由基，保护心脏健康。健康脂肪有助于调节胆固醇水平，减少动脉粥样硬化的风险。为了防控心血管疾病的发生和发展，应遵循《中国居民膳食指南》。

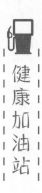

健康加油站

《中国居民膳食指南（2022）》中的八项准则。

准则一，食物多样，合理搭配。

准则二，吃动平衡，健康体重。

准则三，多吃蔬果、奶类、全谷、大豆。

准则四，适量吃鱼、禽、蛋、瘦肉。

准则五，少盐少油，控糖限酒。

准则六，规律进餐，足量饮水。

准则七，会烹会选，会看标签。

准则八，公筷分餐，杜绝浪费。

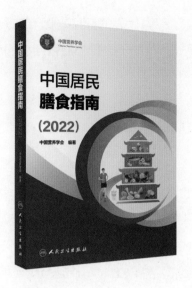

（常翠青）

2. 为什么**心血管疾病**患者选择**健康膳食模式**是基础

关键词

膳食模式 食物多样化 地中海饮食 DASH饮食

　　健康膳食模式就是按照不同年龄、身体活动和能量需要设置的膳食模式，该模式推荐的食物种类、数量和比例能最大程度地满足人体的健康需求。没有任何一种食物能够满足人体对全部营养素的需求，不同种类的食物所含的营养素种类和数量不同。只有食物多样化，合理搭配食物种类和比例，选择健康膳食模式，才能保障人体获得均衡的营养和健康，降低心血管病的发病风险。以地中海饮食和DASH饮食为代表的健康膳食模式可以显著改善心血管疾病，降低死亡风险。

我国以浙江、上海、江苏为代表的江南地区和广州、福建等沿海地区为代表的东方膳食模式，有助于改善心血管疾病的危险因素。

如何做到食物多样化

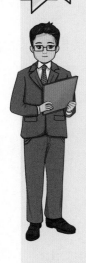

食物多样是指一日三餐膳食种类全、品种多，是平衡膳食的基础。可以通过小份、多样、同类食物常变换、不同食物巧搭配等几种方式实现。一日三餐的食物应由五大类食物组成。平均每天摄入不同种类的食物达到 12 种以上，每周达到 25 种以上，尽量选用多种食材制作菜肴。谷类为主是平衡膳食的基础。在膳食中增加全谷物、杂粮、杂豆和薯类的摄入，增加蔬菜、水果的摄入，适量吃鱼类、蛋类、豆制品、乳制品。烹饪形式多样，尽可能选择蒸、煮、炖、炒的方法，少油、少盐，严格限制添加糖和酒。如主食可以在米饭、二米饭、糙米饭、杂粮饭、杂豆饭、馒头、全麦馒头、面条间互换，红薯、紫薯、马铃薯间可以互换。可以按照粗细搭配、荤素搭配、深浅搭配的原则搭配食材。

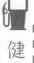

健康加油站

1. 什么是地中海饮食 地中海饮食的灵感来自与地中海接壤的西班牙、意大利和希腊南部等国家的传统饮食习惯，提倡多摄入新鲜蔬菜和水果（尤其是绿叶蔬菜）、全谷物和鱼类（尤其是富含 ω-3 脂肪酸的鱼类）；少量摄入红肉；用低脂或脱脂乳制品代替高脂乳制品；食用橄榄油、坚果等，可降低心血管死亡和全因死亡风险。

2. 什么是 DASH 饮食 DASH 饮食模式（终止高血压膳食疗法）是由 1995 年美国一项大型高血压防治计划（dietary approaches to stop hypertension）发展出的饮食模式。该饮食模式强调增加较大量蔬菜、水果、低脂或脱脂奶的摄入，采取全谷类食物，减少红肉、油脂、精制糖及含糖饮料的摄入，并进食适量坚果。这种饮食方法提供了丰富的钾、镁、钙等矿物质以及膳食纤维，增加了优质蛋白、不饱和脂肪酸的摄入，减少了脂肪，尤其是饱和脂肪酸以及胆固醇的摄入。与高钠水平的对照饮食相比，低钠水平的 DASH 饮食使无高血压参与者的平均收缩压降低了 7.1 毫米汞柱，使高血压参与者的收缩压降低了 11.5 毫米汞柱。

3. 什么是东方膳食模式 在《中国居民膳食指南（2022）》中首次提出了东方膳食模式，是以浙江、上海、江苏为代表的江南地区和广州、福建等沿海地区的饮食为主。该地区的膳食模式是以高植物性膳食为特点，清淡少盐、食物多样、蔬菜和水果丰富、鱼虾水产多、豆类丰富，烹饪方式常选择菜籽油以白灼、清炖、清汤蒸煮为主。华南地区肥胖和代谢综合征的患病率较中国北方低，故东方膳食模式又被认为是"中国版的地中海饮食"。

（常翠青）

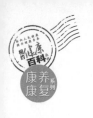

3. 为什么**心血管疾病**患者应**少吃肥肉**

肥肉是动物脂肪的主要来源，肥肉通常指白色脂肪部分。以猪肉为例，五花肉、猪颈肉、肋条肉等脂肪含量高一些，脂肪含量超过 30% 的猪肉也叫肥猪肉。动物脂肪含有较多的饱和脂肪酸和胆固醇，饱和脂肪酸和膳食胆固醇与心血管疾病强相关。脂肪摄入量过高，尤其是饱和脂肪酸摄入增多可升高血胆固醇、甘油三酯、低密度脂蛋白胆固醇水平。这些饱和脂肪酸主要存在于畜肉（特别是肥肉）、内脏、棕榈油和奶制品中。故过多食用动物脂肪易引起高血压、动脉粥样硬化、冠心病、高脂血症及脑血管意外等心脑血管疾病的发生。

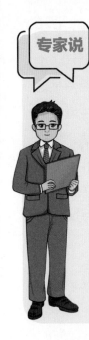

专家说

1. 脂肪对人体的利弊　脂肪是机体必需的营养素，除了能储存能量、保护脏器外，还参与多种人体生理过程。与一般的植物油相比，动物脂肪可以增强人的食欲，获得用其他食用油难以达到的美味。但动物脂肪可提供极高的能量，肥肉中的脂肪含量更是高达 90%。肥肉摄入首先会导致热量摄入过多，是肥胖的重要原因，而肥胖是动脉粥样硬化的重要危险因素。因此，对于心血管疾病患者更应该控制总热量的摄入，限制膳食中脂肪、饱和脂肪酸、反式脂肪酸及胆固醇的摄入量。

2. 脂肪摄入量多少为宜？如何选择优质脂肪　膳食中，脂肪的摄入量以占总热量的 20%~25% 为宜，饱和脂肪酸的摄入量应少于总热量的 10%，应适当增加单不饱和脂肪酸和多不饱和脂肪酸的摄入量。推荐合理摄入膳食脂肪，尤其是优质脂肪。富含优质脂肪的食物有牛油果、橄榄、亚麻籽、深海鱼类、坚果类等。多食用富含优质脂肪的食物，能保护心脏、血管和大脑，利于健康。

（常翠青）

4. 为什么心血管疾病患者应少吃油炸食品和糕点

油炸食品和糕点作为精加工的食物，可能会含有反式脂肪酸和添加糖。反式脂肪酸摄入过多不仅升高血清低密度脂蛋白胆固醇，而且还降低"好"的高密度脂蛋白胆固醇水平，易诱发动脉粥样硬化，对心血管系统存在不良影响。而糕点中一般会含有大量的添加糖、黄油（饱和脂肪酸），其摄入量与肥胖、心血管疾病和 2 型糖尿病的发生风险呈正相关。

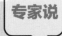

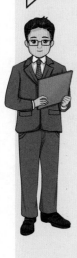

关键词

加工食品 反式脂肪酸 添加糖

1. 哪些食品可能含有反式脂肪酸 平常吃的包装食品，如饼干、面包、蛋黄派、方便面（和油包）、巧克力、炸鲜奶、冰激凌等均可能含有反式脂肪酸。一般情况下，含有"氢化油"或一锅油反复油炸过的食物都可能含有反式脂肪酸，如人造黄油、人造奶油、咖啡伴侣、西式糕点、薯片、炸薯条、珍珠奶茶、油条、油饼等，这也是日常饮食中主要的反式脂肪酸来源。

2. 如何判断加工食品中反式脂肪酸的含量 我国《食物安全国家标准 预包装食物营养标签通则》（GB 28050-2011）明确规定，如果食物配料中含有或生产过程中使用了氢化和/或部分氢化油脂，必须在食物标签的营养成分表中标示，如果 100 克（或 100 毫升）食物中反式脂肪酸的含量低于 0.3 克就可以标示为"0"。因此，可以通过预包装食物上的营养标签判断；如果配料表中出现了"氢化植物油""植物奶油""植物黄油""人造奶油""人造酥油""起酥油""麦淇淋"等字样，就应查看营养标签所标注的反式脂肪酸含量。

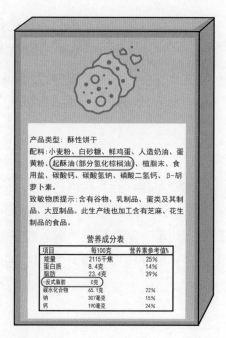

营养成分表

项目	每100克(g)	NRV%
能量	2270千焦(kj)	27%
蛋白质	6.3克(g)	10%
脂肪	31.6克(g)	53%
−饱和脂肪	18.6克(g)	93%
−反式脂肪	0克(g)	
碳水化合物	57.0克(g)	19%
钠	67毫克(mg)	3%

产品类型：酥性饼干

配料：小麦粉、白砂糖、鲜鸡蛋、人造奶油、蛋黄粉、起酥油(部分氢化棕榈油)、植脂末、食用盐、碳酸钙、碳酸氢钠、磷酸二氢钙、β-胡萝卜素。

致敏物质提示：含有谷物、乳制品、蛋类及其制品、大豆制品。此生产线也加工含有芝麻、花生制品的食品。

营养成分表

项目	每100克	营养素参考值%
能量	2115千焦	25%
蛋白质	8.4克	14%
脂肪	23.4克	39%
−反式脂肪	0克	
碳水化合物	65.1克	22%
钠	307毫克	15%
钙	190毫克	24%

预包装食品营养标签

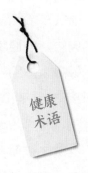

健康
术语

1. 氢化植物油　反式脂肪酸的一个主要来源。植物油经过氢化后可以由液态变为固态或半固态，不仅可以保持食物外形美观，增加食物的口感和美味，还可以防止变质，便于运输和储存，从而满足了食物加工的需求。

2. 添加糖　指食品加工过程中人工额外添加的糖，常见的添加糖包括葡萄糖、果糖、蔗糖、玉米糖浆、蜂蜜、枫树糖浆等。它们属于"空能量"物质，除了能量不能提供其他营养物质，营养价值很低。《中国居民膳食指南（2022）》中提出，每日的添加糖最好控制在25克以下。

（常翠青　吴一凡）

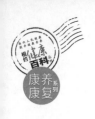

5. 为什么**心血管疾病**患者 应**少吃动物内脏**

动物内脏里面含有比较多的饱和脂肪酸和胆固醇，在大量食用动物内脏后，不仅会使人体脂肪越来越多，增加消化负担，还会导致胆固醇摄入过量。膳食胆固醇摄入过多会升高血胆固醇水平，当血胆固醇的含量升高之后，血管内部就容易出现狭窄或者闭塞，还有可能引起动脉硬化，大大增加发生心肌梗死的风险。

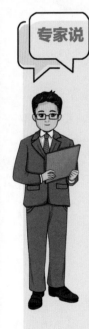

专家说

1. 动物内脏的是与非 动物内脏如肝脏、心脏、胃肠等是营养宝库，富含血红素铁、维生素 A 和蛋白质，B 族维生素含量也明显高于普通肉类。但通常动物内脏中还含有较高的胆固醇。胆固醇是人体组织细胞的重要成分，也是合成胆汁和某些激素的重要原料，它还有助于肝脏制造出加工处理脂肪所需的胆汁酸，所以胆固醇只要控制在合理范围就不会威胁健康，每月食用 2~3 次动物内脏，每次 25 克左右是有益于营养素补充的。但如果一次吃过多的动物内脏，可影响人体的胆固醇代谢平衡，出现高胆固醇血症，会导致动脉粥样硬化和加重心血管疾病。

2. 心血管疾病患者应如何应对 心血管疾病患者和已经确诊高胆固醇血症的人群应尽量避免食用动物

内脏。由于体内的胆固醇仅有 20%~30% 是吃进去的，想要控制血胆固醇水平，除了减少或不吃高胆固醇食物，还要调整整体的饮食结构，控制总能量摄入，少吃或不吃高脂、高糖食物。保证食物多样化，多吃果蔬和豆类，增加植物化学物和植物甾醇的摄入，有助于减少胆固醇的吸收。控制饮食不能使血胆固醇达标的患者应遵医嘱规律服药，并定期复查。

（常翠青　吴一凡）

6. 为什么**心血管疾病**患者应**多吃鱼类**，尤其是**深海鱼**

　　鱼类不仅可以提供优质蛋白，还能提供优质脂肪。鱼类的不饱和脂肪酸较为丰富而饱和脂肪酸含量较低，尤其是肥鱼（油脂多的鱼）富含 ω-3 多不饱和脂肪酸。ω-3 多不饱和脂肪酸是人体的必需脂肪酸。在人群研究中发现，相对于较少或不摄入鱼类的人，增加鱼类摄入能够降低心血管疾病发病、死亡及全因死亡风险。就鱼的种类而言，富含 ω-3 多不饱和脂肪酸的深海鱼与更低的心血管疾病风险相关。

关键词

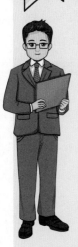

ω- 3 多不饱和脂肪酸　优质蛋白　食品安全

专家说

1. 认识 ω-3 多不饱和脂肪酸　ω-3 多不饱和脂肪酸是一种有益脂肪，包括 α- 亚麻酸、二十碳五烯酸（eicosapentaenoic acid，EPA）和二十二碳六烯酸（docosahexoenoic acid，DHA）。ω-3 多不饱和脂肪酸具有广泛的生物学作用，对血脂和脂蛋白、血压、心脏功能、动脉顺应性、内分泌功能、血管反应性和心脏电生理均有良好的作用，并有抗血小板聚集和抗炎作用。EPA 和 DHA 有较强的降血甘油三酯、升高高密度脂蛋白胆固醇的效果，对预防冠心病有一定的作用。

2. 吃多少鱼可以满足 ω-3 多不饱和脂肪酸的需要　三文鱼、鲭鱼、鲱鱼和沙丁鱼等肥鱼含有更丰富的 ω-3 多不饱和脂肪酸。对于有心血管疾病的人，每周吃两次鱼（300~500 克）有助于预防复发、降低死亡风险。建议鱼类采用煮、蒸等非油炸烹调方法，减少营养素的丢失。因为鱼类还含有丰富的 B 族维生素和维生素 D，所以吃鱼是一种很好的补充维生素的方式。但目前国人每天的鱼肉摄入量严重不足。

健康加油站

深海鱼是否存在食品安全风险

很多人担心深海鱼的安全问题。因为水产中都有一定的寄生虫，如果是熟透的鱼类，就不需要担心寄生虫了。如果购买的是经过规范深度冷冻的三文鱼等海鱼，只要是正规渠道购买的，其中的寄生虫也能够有效杀灭，甚至比鲜鱼更安全，可以放心食用。

（常翠青　吴一凡）

7. 心血管疾病患者可以吃蛋黄吗？为什么

关键词

胆固醇　卵磷脂　营养素

很多人，尤其是心血管患者，吃鸡蛋只吃蛋清不吃蛋黄，主要是担心蛋黄中的高胆固醇。但人体内固醇的主要来源靠体内合成（约占70%），只有约30%是从食物中摄取。每100克食物中胆固醇含量为200~300毫克的食物称高胆固醇食物。鸡蛋的胆固醇含量为648毫克/100克（蛋黄1510毫克/100克，蛋清不含胆固醇）。因此心血管患者应减少蛋黄的摄入。但蛋黄中不光含有胆固醇，还含有卵磷脂、各种维生素和矿物质，如果丢弃蛋黄，鸡蛋的营养将损失过半。

1. 鸡蛋的营养价值不仅仅是优质蛋白　鸡蛋中的营养素不仅含量丰富，而且质量很高，以优质蛋白著称，是评价食物蛋白质优劣的参考蛋白，也是营养价值最高的食物之一，其营养价值远高于其对血胆固醇的影响。一个鸡蛋能为我们提供70千卡的能量和7克左右的蛋白质，而鸡蛋中的脂肪主要存在于蛋黄中，且是以单不饱和脂肪酸为主，是人体必需脂肪酸。蛋

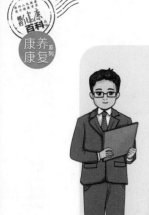

黄中含有大量的卵磷脂，卵磷脂能够促进脂代谢，预防心血管疾病。蛋黄更是蛋类中维生素（维生素A、维生素B_1、维生素B_2）和矿物质（铁）的主要集中部位，胆碱、甜菜碱、叶黄素等是鸡蛋特有的营养成分。

2. 心血管患者如何吃鸡蛋　对于存在心血管疾病风险的人群，其对胆固醇消化和吸收的调节能力存在差距，考虑这个原因，可以适当减少蛋黄的摄入，即每天一个鸡蛋即可，蛋黄不能超过一个；对于高胆固醇血症和心血管疾病患者，胆固醇每日摄入量推荐<200毫克，所以除蛋黄外，还应避免摄入其他高胆固醇的食物，如动物内脏。如果能很好地控制肉类食物的摄入量，就不需要非常严格地限制蛋黄的摄入，每天可以吃一个蛋清半个蛋黄，或每两天一个蛋黄。同时，还可以每天适当吃一些大豆及豆制品、坚果和全谷物，选择强化植物固醇的植物油烹调食物，因其中的植物固醇可以起到降低胆固醇吸收的作用。

（常翠青　吴一凡）

8. 为什么**心血管疾病**患者应 **多吃蔬菜**和**水果**

蔬菜、水果是维生素、矿物质、膳食纤维和植物化学物的重要来源，是低能量食物。蔬菜、水果对提高膳食质量可起到关键作用。膳食纤维可降低血胆固醇和低密度脂蛋白胆固醇，可降低冠心病风险。增加蔬菜和水果的摄入，可降低成年人高血压、脑卒中及心血管疾病的发病风险。

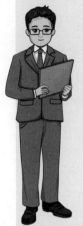

专家说

1. **蔬菜、水果如何吃**　蔬菜、水果的种类繁多，且不同蔬菜、水果的营养特点各有优势。所以选择不同种类的蔬菜、水果进行搭配才利于健康。建议每个人每天能够食用 5 种蔬菜以上，保证餐餐有蔬菜，每天摄入新鲜蔬菜 300~500 克，其中深色蔬菜应占一半，每天摄入新鲜水果 200~350 克，果汁不能代替鲜果。

在条件允许的情况下，优先选择新鲜应季的蔬菜、水果。新鲜的蔬菜水分含量高，且可以闻到其特有的味道，这些味道来源于不同蔬菜、水果特有的营养物质。而随着生活的快节奏化，冷冻水果和蔬菜的保质期比新鲜的长，方便随时食用，营养成分相似或更高，也是推荐食用的。但放置过久的蔬菜、水果和添加了过多盐和糖腌制的蔬菜、水果应尽量少吃、不吃。

2. **蔬菜、水果中的宝藏——植物化学物**　植物化学物是一类来自植物、除必需营养素以外具有营养价值的生物活性成分，它们不是营养素，但因它们的抗氧化、抗炎特性，确有很高的保健作用。一般来说，蔬果的颜色越深，植物化学物含量越丰富。常见的蔬菜、水果中含有一些特殊的香气，这些香气主要为酚类化合物（包括类黄酮），比如深色的桑葚、杨梅、蓝莓、紫包菜富含花色苷，葡萄和柑橘富含白藜芦醇和橘皮苷，可以改善血脂

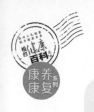

和内皮功能、抑制血栓形成，降低心血管风险。西蓝花、卷心菜、甘蓝等十字花科蔬菜和葱、蒜富含含硫化合物，在调节糖脂代谢、抑制炎症和肿瘤细胞生长等方面具有重要作用。

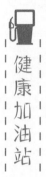

健康加油站

蔬菜烹饪有学问

合理烹调蔬菜很重要。蔬菜的营养价值除受品种、部位、产地、季节等因素的影响外，还受烹调方法的影响。加热烹调会降低蔬菜的营养价值。《中国居民膳食指南（2022）》提出，烹调蔬菜的正确方法如下。

1. 先洗后切　用流水冲洗，先洗后切，减少浸泡，否则会使蔬菜中的水溶性维生素和矿物质流失过多。

2. 急火快炒　缩短蔬菜的加热时间，减少营养素丢失。如胡萝卜素含量较高的绿叶蔬菜用油急火快炒，不仅可以减少维生素的损失，还可促进胡萝卜素的吸收。而豆类蔬菜需要充分加热，避免毒素产生。

3. 开汤下菜　维生素 C 含量高、适合生吃的蔬菜应尽可能凉拌生吃，或在沸水中煮 1~2 分钟后再拌，加热会降低维生素 C 的抗氧化作用，也因此增加其损失。用沸水煮根类蔬菜，可以软化膳食纤维，改善蔬菜的口感。

4. 炒好即食　已经烹调好的蔬菜应尽快食用，汤和菜一起吃；现做现吃，避免反复加热，避免吃隔夜蔬菜。这不仅是因为营养素会随储存时间延长而丢失，还可能因细菌对硝酸盐的还原作用增加亚硝酸盐含量。

（常翠青）

9. 为什么**心血管疾病**患者应**多吃全谷类食物／粗杂粮**

与精制谷物相比，全谷物保留了更多的膳食纤维、蛋白质、B 族维生素和矿物质，能量密度也相对低，餐后血糖反应比精米白面低很多。综合研究结果显示，增加全谷物（如燕麦、大麦、小麦全谷粒）摄入量（每天 1~3 份，约 30~90 克）可通过改善脂代谢有助于降低心血管疾病风险。用全谷物替代精制谷物能降低血液中总胆固醇、低密度脂蛋白胆固醇和甘油三酯水平，进而降低心血管疾病的发病率和死亡风险。

1. 全谷物的营养特点　谷类为主是中国人传统膳食结构的重要特征，也是平衡膳食的基础。全谷物和杂豆类食物的共同特点是仅经碾磨／粉碎／压片等简单

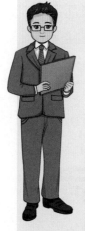

处理，仍保留其完整营养成分，具有胚乳、胚芽（谷胚）、种皮等，最大限度地保留了其天然营养成分。过度加工导致谷类中的维生素、矿物质和膳食纤维大量丢失。

2. 每天吃多少合适？如何吃 全谷物食物种类多样，营养丰富。推荐每天吃全谷物食物 50~150 克，相当于一天谷物总量的 1/4~1/3。全谷物面包、燕麦片都可以作为膳食的一部分。可以把每天吃的 1/3 主食换成全谷物，如做米饭的时候，用 1 份糙米加 2 份精米，也可以替换一份杂豆作为主食，杂豆的蛋白质含量更高，还富含谷物蛋白中缺乏的赖氨酸（必需氨基酸），和谷物一起吃，还能起到互补作用，提高谷物蛋白质利用率。

3. 如何识别全谷物包装食品 目前不乏一些标有"全谷物"的包装食品，如全麦面包、全麦饼干。但要特别注意，其配方中含有全谷物原料，质量占成品质量的比例不少于 51% 的食品才可以称为"全谷物"，小麦粉排在首位，或添加量不足 51% 的都不是真的"全谷物"。

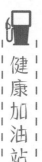

健康加油站

什么是植物甾醇

植物甾醇也叫植物固醇，是植物中的一种活性成分，对人体健康有很多益处。植物甾醇含量较高的是植物油、坚果、种子，粮谷类次之。植物甾醇在肠道内可以与胆固醇竞争，减少胆固醇的吸收，有效降低高脂血症患者血液中的"坏"胆固醇含量，从而达到防治心血管疾病的目的。每天 2 克植物甾醇，低密度脂蛋白胆固醇可以降低 10%，冠心病的发病率可降低 10%~20%。高脂血症或高胆固醇血症的人群、血脂代谢能力减弱的老年人、平时饮食较为油腻的人，可考虑通过膳食补充剂或植物甾醇强化的食物增加摄入量。为预防心血管疾病，提出植物甾醇的特定建议值为 0.8 克 / 天，同时建议配合低饱和脂肪酸和低胆固醇膳食。

（常翠青　吴一凡）

10. 为什么**高血压**患者应严格控制**食盐摄入量**

关键词

低钠　高钾　低盐饮食

食盐的主要成分为氯化钠，而钠离子是细胞外含量最多的阳离子，钾是人体细胞内含量最多的阳离子。钾和钠的平衡维持着人体内每一个细胞的正常工作。钠摄入量与血压直接相关。据估计，每天的钠摄入量减少 50 毫摩尔 / 升（相当于 1.15 克）可以使需要降压治疗的人数减少 50%，因冠心病死亡人数减少 16%。因此饮食中的高钠是引起高血压的重要原因。

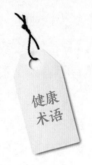

健康术语

低盐饮食：指每日可摄入的盐量不超过 2 克或酱油不超过 10 毫升，但不包括食物内自然存在的氯化钠。一般推荐正常人每日盐的摄入量不超过 5 克。心脏病、肾脏病、肝硬化腹水、重度高血压及水肿患者应选择低盐饮食。

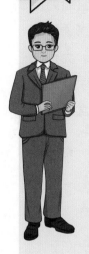

1. 盐吃多了是如何引发高血压的？为什么要限钠补钾　钠和钾就像是一枚硬币的两面，共同作用调节人体的各个器官。而身体每日排出钠的量有限，如果盐吃多了，促使体内血容量相对增加，钠在体内蓄积还可使动脉壁增厚，引起动脉管径变小，导致心脏将血液注入血管的阻力变大，也可使血管的舒缩性发生改变，从而引发高血压。升高的血压会使心脏和肾脏负担加重，导致排出钠的障碍进一步增加，形成恶性循环。钠和钾都要通过肾脏排泄出体外，而在肾脏中钠、钾的运输是相互关联的，在钾缺乏的时候，肾脏就会更多地回收钠，让体内的钠更多，钠多了也会导致血压升高，增加钾摄入就会帮助排钠。

2. 注意生活中的"隐藏盐"　最近的一次全国营养调查（2012 年），中国成人居民盐每日的平均摄入量达到了 10.5 克；2015 年中国成年人慢性病与营养监测显示，盐的每日平均摄入量为 9.3 克。根据《中国居民膳食指南》推荐，每日的烹调用盐应 <5 克。这之间巨大的差距，除了在生活中明确添加的食用盐，还有不容易被看到的"隐形盐"，如食品外包装的营养标签中的"含钠量"，其实就代表隐形盐含量。因此除要关注炒菜放了多少盐之外，还要注意鸡精、味精、蚝油、酱菜等调味品中的盐，多留意包装食品的营养标签，尤其要关注"含钠量"，少吃咸味零食。另外，加工食品尤其是加工肉和加工主食（如挂面），也是钠的主要来源，在选择包装食品时要注意关注营养标签。选择每 100 克钠含量 <400 毫克、营养素参考值 <30% 的食物。在日常生活中，也可以通过添加柠檬汁、香料、胡椒、醋、葱、姜、蒜等天然的调味料来增加风味，减少盐的摄入量。

富含钾的食物有哪些

富含钾的食物对控制血压有一定的益处，含钾最丰富的饮食是那些未加工食物，尤其是各种新鲜水果，如香蕉、橙子、橘子、柠檬、杏、梅、甜瓜等；各种新鲜蔬菜，如毛豆、扁豆、马铃薯、山药、木耳、芹菜、辣椒、莴笋、芋头、冬瓜、茄子、菠菜、油菜、蘑菇、紫菜、海带、花生等；豆类粗粮以及新鲜瘦肉类等。

（常翠青　吴一凡）

11. 心血管疾病患者可以吃膳食补充剂吗？为什么

膳食补充剂是含有一种或多种粉状、限定体积的液体、片剂或胶囊形式的产品，提供营养素或其他膳食成分以改善特定的健康状况。其成分大多来源于天然动植物的提取物，也有部分是化学合成物。膳食补充剂辅酶 Q10、鱼油等对心血管有一定益处，可维持或促进健康。膳食补充剂不能替代药物。

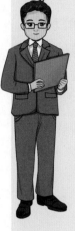

专家说

1. **膳食补充剂是"智商税"吗** 在均衡饮食的基础上，根据自身需要，按照合理的剂量服用膳食补充剂，可预防和治疗营养不良，因此膳食补充剂不是"智商税"。但没有一种食物能够提供人体所需要的所有营养素，也没有任何一种膳食补充剂可以完全为不良的膳食结构查漏补缺，所以也不要过度依赖膳食补充剂。对于普通人，合理、均衡的膳食永远是最重要的。

2. **辅酶 Q10 是心脏保护剂吗** 辅酶 Q10 是一种蒽环类化合物，是脂溶性醌类化合物，类似于维生素，在人体内广泛存在。人体内辅酶 Q10 的总含量为500~1 500 毫克，主要参与细胞的有氧呼吸，是线粒体能量代谢过程中非常重要的物质，是人所有能量来源的"点火器"，维持着各种细胞的正常生理活动，所以在能量消耗较多的器官，尤其是心脏中的浓度最高，故辅酶 Q10 对心脏有一定的保护作用。它同时还是一种抗氧化剂，可稳定细胞膜和其他细胞内膜，具有抗氧化和抗炎的作用。在我国《保健食品原料目录》中，将辅酶 Q10 作为保健品的功效是"增强免疫力、抗氧化"。《中国心力衰竭诊断和治疗指南 2018》及《成人暴发性心肌炎诊断和治疗中国专家共识》认为可以将辅酶 Q10 作为辅助药物，通过改善患者心肌能量代谢，从而改善心脏功能。但它主要用于心血管疾病的辅助治疗，并不是一线用药。《中国居民膳食营养素参考摄入量（2023 版）》建议降低心血管代谢疾病风险因素的摄入量为100 毫克 / 天。

3. 鱼油对心血管有益吗　鱼油的主要成分是 EPA 和 DHA，有助于促进体内饱和脂肪酸代谢。《Omega-3 脂肪酸在心血管疾病防治中的作用中国专家共识》指出，目前证据支持 ω-3 脂肪酸 EPA 和 / 或 DHA 的处方制剂具有肯定的降低甘油三酯及富含甘油三酯的脂蛋白胆固醇作用，并呈剂量依赖性，支持高纯度和高剂量的 EPA 治疗，可能为动脉粥样硬化性心血管疾病患者带来心血管获益。但补充鱼油膳食补充剂可能不能预防心血管疾病。普通人想预防心血管疾病，每周吃 2~3 次的鱼类食物比较好。如果要选择鱼油膳食补充剂，建议选择 ω-3 脂肪酸含量至少在 60% 以上的产品。

（常翠青　吴一凡）

12. 为什么**糖尿病**患者吃饭要**细嚼慢咽**

咀嚼食物的时间越长，唾液中的消化酶分泌越多，可以让食物充分地与唾液混合，促进淀粉的初步消化；细嚼慢咽还可以反射性地刺激胃液的分泌，让食物的营养成分充分消化吸收和利用，减轻胃肠负担。

细嚼慢咽也可以延长进餐时间，即使减少食量也会产生饱腹感，不容易觉得饿。糖尿病患者细嚼慢咽可以减缓食物通过消化系统的速度，有助于使血糖升高的速度变得更缓慢，从而降低餐后血糖的波动。

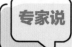

专家说　吃饭时间多长和咀嚼次数多少算是细嚼慢咽

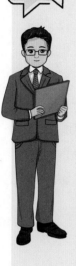

在每餐摄入量固定的情况下，建议每口饭咀嚼 20~30 下，每餐用餐时间为 15~30 分钟。2013年，Zhu Y 在《英国营养学》（*British Journal of Nutrition*）杂志上发表的一项研究显示，摄入同样的食物，细嚼慢咽可能会因为利于消化导致餐后血糖轻微地升高，但是，由于升高的幅度比较小，不具有临床意义。2012年，Sakurai M 在《代谢》（*Metabolism*）杂志发表的文章中指出长期细嚼慢咽有助于控制能量的摄入，从而利于肥胖者降低体重，利于降低 2 型糖尿病的发病风险。

（葛　声）

关键词

咀嚼　饱腹感　血糖

13. 为什么**糖尿病**患者要 **先吃蔬菜后吃主食**

进餐时先吃什么后吃什么会影响餐后血糖的高低，这与食物的消化速度、餐后血糖反应以及膳食结构有关。

不同类型的食物，其消化速度不同，直接影响餐后血糖反应。如蔬菜富含膳食纤维和水分，消化速度较慢，可以减缓胃中食物的排空速度；而主食中的淀粉和碳水化合物消化较快，导致餐后血糖升高得更快。如果先吃蔬菜可以增加饱腹感，延缓整体食物的消化和吸收，有助于减缓餐后血糖上升的速度和水平。

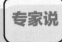

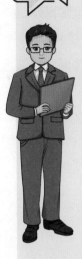

1. 什么样的进餐顺序利于降低餐后血糖波动 通常大家在吃饭的时候习惯先吃主食，或者一边吃主食一边吃荤菜或者蔬菜。2011 年，Imai S 在《亚太临床营养杂志》（*Asia Pac J Clin Nutr*）上发表的一项研究显示，糖尿病患者按照先吃蔬菜再吃荤菜最后吃主食的顺序进食，可以明显降低餐后血糖波动，因为蔬菜中膳食纤维含量高，升糖速度慢；荤菜中脂肪与蛋白质含量多，可降低胃排空率及小肠消化吸收，减缓升糖速度。作者随后的研究，2014 年发表在《临床生物化学与营养学杂志》（*J Clin Biochem Nutr*）提示长期按照这样的顺序进餐，也利于糖尿病患者糖化血红蛋白的控制。

2. 改变进餐顺序要注意什么 改变进餐顺序在饮食上是有一定技巧的，如果吃得太咸或者太辣，很难做到先吃菜再吃肉最后吃主食。所以，菜肴不能烹饪太咸或者太辣，还应注意少油、少盐，清淡饮食。另外，在进餐时要留一点蔬菜到最后跟主食一起吃，否则主食太淡，也难以下咽。

（葛 声）

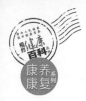

14. 为什么**糖尿病**患者要选择**低血糖指数**的**主食**

关键词

低血糖指数　全谷物

糖尿病患者选择低血糖指数（Glycemic index，GI）的主食利于血糖控制和管理，原因有低 GI 的主食在消化过程中释放葡萄糖的速度较慢，导致餐后血糖上升的速度也较缓慢。与高 GI 主食相比，选择低 GI 的主食有助于降低餐后血糖的上升幅度，降低餐后血糖波动。低 GI 主食中通常富含膳食纤维和复杂的碳水化合物，这些成分能够持续提供能量并增加饱腹感，延长餐后消化时间，减少饥饿感，也有助于控制食欲和摄入量。

专家说

1. 哪些食物是低血糖指数的主食

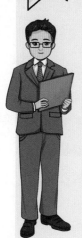

（1）全谷物：全谷物是指在加工过程中仅去除了外壳或虽经历碾磨、粉碎、压片等方式处理后，仍保留了胚乳、胚芽、皮层等组成成分。相较于精加工大米，食用后淀粉酶的作用效果较弱，消化较慢。全谷物的主要成分为淀粉和蛋白质，同时还富含膳食纤维，可促进肠蠕动，减少食物在肠道中停留的时间，此外，膳食纤维在结肠内经细菌发酵，直接吸收纤维中的水分，使大便变软，具有通便作用。全谷物种类较多，生活中较常见的如糙米、小米、黑米、燕麦、全麦粉等。

（2）杂豆类：包括除黄豆、黑豆和青豆之外的豆类，如绿豆、红豆、白芸豆、鹰嘴豆等，由于其富含蛋白质、膳食纤维、B 族维生素、矿物质等营养成分，且豆类淀粉具有特殊的结构和理化特性，在胃肠中消化得较缓慢，可减少肠道对葡萄糖的吸收，因此有较低的血糖指数。

2. 低血糖指数的主食该如何搭配　在每餐主食定量的情况下，建议每餐全谷物和杂豆类占主食的 1/3，与精制大米混合食用。但由于全谷物较难消化，长期食用或者不注意比例搭配，容易给肠胃造成负担，有消化功能问题或者是胃肠功能较弱的糖尿病患者要注意烹饪的方法和用量，降低消化道负担。

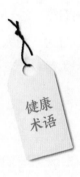

血糖指数是衡量摄入某种食物后，引起餐后血糖变化程度的指标。GI 值是通过摄入食物后 2 小时内血糖水平变化的曲线下面积与摄入 50 克纯葡萄糖时血糖响应曲线下面积的百分比比较计算得出。通常可根据 GI 指数将食物分为 3 类。

GI 值	>70	55~70	小于 <55
食物分类	高 GI 食物	中 GI 食物	低 GI 食物

GI 指数越高，说明该食物中碳水化合物被吸收、消化得越快，血糖也升高得越快；GI 指数低说明该食物中的碳水被消化、吸收得较慢，血糖也相应升高得较慢。

（葛　声）

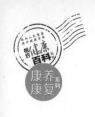

15. 为什么**糖尿病**患者要**控制主食**的**摄入量**

碳水化合物 血糖负荷

控制主食的摄入量有助于降低血糖负荷。主食富含碳水化合物，碳水化合物是对餐后血糖影响最大的营养素，过量摄入主食会导致餐后血糖上升较快，上升幅度也较大。过多摄入主食也可能导致热量摄入过高，给血糖控制增加难度。

大量摄入主食会导致胰岛素需求增加，因为胰岛素是体内唯一的降血糖激素。因此，糖尿病患者要控制主食的摄入量。

在日常生活中，也有一些糖尿病患者为了控制血糖，往往会走向另外一个极端，不敢吃主食，不吃水果，这也是不对的。糖尿病患者的饮食除了要考虑对血糖的影响，同时还应满足人体对多种营养素的需求，不能走向极端。

专家说

糖尿病患者的主食该如何定量

《中国糖尿病医学营养治疗指南》建议，糖尿病患者碳水化合物提供的能量约占总能量的 45%~60%。以一个体重 60 千克的成年人（体型正常，从事中等体力劳动者，每日摄入量建议 1 800~2 000 千卡）为例，一天的碳水化合物摄入总量为 200~300 克，相当于米面主食 250~350 克。但糖尿病患者主食的摄入量因人而异，要考虑自身的生理状况、营养状况、体力活动强度、血糖控制水平等，建议在营养师或医师的专业指导下，进行个体化设计，制订定量的饮食治疗方案。

（葛 声）

关键词

血糖指数　替代

16. 为什么**糖尿病**患者要减少**精制谷物**的摄入

精制谷物是将谷物脱壳，去除麸皮和胚芽后经过不同程度的碾磨加工成为精制谷物。在日常生活中，精制谷物以米饭、面条或馒头等形式出现在餐桌上。精制谷物属于高血糖指数食物，进入人体后消化快、饱腹感差，更易导致肥胖。糖尿病患者食用后餐后血糖容易快速升高。此外，精制谷物精加工过程中同时去除了麸皮和胚芽中的膳食纤维、B 族维生素、铁、锌等微量营养素，糖尿病患者应该减少精制谷物的摄入。

1. 哪些食物可以替代精制谷物

（1）全谷物：全谷物相较于精制谷物在加工处理上相对简单，仅进行了脱壳处理，保留了一定的膳食

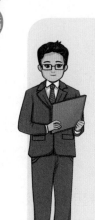

纤维、维生素 B 族以及微量元素，如加工得当的稻米、小麦、玉米、大麦、燕麦、黑麦、黑米、高粱、青稞、黄米、小米、粟米、荞麦、薏苡仁等。膳食纤维可增加饱腹感，从而能够减少主食的摄入。最重要的是，全谷物是低血糖指数食物，食用后，糖尿病患者的餐后血糖上升较平缓。

（2）杂豆类：杂豆类也属于低血糖指数食物。相较于谷物，杂豆类中直链淀粉和抗性淀粉含量较高，具有缓慢消化的特性。如赤豆、芸豆、绿豆、豌豆、鹰嘴豆、蚕豆等。

（3）薯类：薯类虽然也属于高血糖指数食物，但是比精制大米低，且含有丰富的膳食纤维。薯类的能量密度较低，每 100 克薯类提供的能量大约相当于 25 克大米所提供的能量。糖尿病患者可以用薯类代替部分主食，建议以蒸煮的方式进行烹饪，能够减少营养物质的流失。如土豆、芋头、山药等。

2. 上述食物可以完全代替精制谷物吗　全谷物以及杂豆类虽然是低血糖指数类的食物，但是由于其富含膳食纤维，难以消化，如果完全替代主食会给胃肠道带来较大的负担，长期大量食用可能会对胃肠功能产生一定的影响。因此，建议每餐主食放入 1/3 的全谷物或杂豆，在降低餐后血糖的同时可以减轻胃肠道的负担。薯类虽然能量密度较低，但仍然属于高血糖指数食物，随意摄入后也易升高血糖，建议每日摄入量控制在 50~100 克（生重）。因此，不能用上述食物完全替代精制谷物。

（葛　声）

17. 为什么**糖尿病**患者要多吃**蔬菜**

关键词

蔬菜种类繁多，含有多种抗氧化营养素，如胡萝卜素、维生素C、维生素E以及植物化学物等。高血糖引起的氧化应激是引起糖尿病发生、发展的重要因素。蔬菜中的抗氧化营养素有助于降低2型糖尿病的发病风险。蔬菜能量密度低，膳食纤维含量较高，增加蔬菜的摄入可以降低混合膳食的血糖指数。糖尿病患者多吃蔬菜对于降低餐后血糖，补充膳食纤维、植物化学、多种维生素及微量元素均有一定的益处。

蔬菜　抗氧化营养素　膳食纤维

专家说

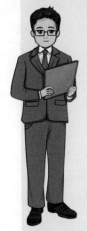

1. 糖尿病患者每天应吃多少蔬菜　《中国居民膳食指南（2022）》推荐健康成年人每日摄入蔬菜300~500克，糖尿病患者的每日蔬菜摄入量不应低于健康成年人，建议每日蔬菜量不宜低于500克，其中深色蔬菜应占1/2。

2. 糖尿病患者如何选择蔬菜

（1）宜选择低GI的蔬菜：根茎类蔬菜如土豆、山药、红薯、芋头等淀粉含量较高，其GI值较高，适宜将其作为部分主食的替代品。

（2）宜选择部分深色蔬菜：每日建议的摄入量中至少1/2为黄、绿色等深色蔬菜。

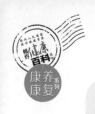

（3）蔬菜种类应多样化：每日建议至少吃5种不同种类的蔬菜，包括各种绿叶菜、茄果类蔬菜如番茄、黄瓜等，以及菌菇类等。

（4）宜选择新鲜的应季蔬菜：少吃腌菜、酱菜，因其制作过程加入较多食盐，维生素和水分大量丢失，亚硝酸盐含量剧增，营养素发生较大变化。

（5）选择适宜的加工处理和烹调方法：尽可能地保留蔬菜中的营养价值，避免维生素的流失和降解。建议先洗后切、急火快炒、开汤下菜、炒好即食、避免反复加热。

（葛　声）

18. 为什么鼓励**糖尿病**患者要吃**混合膳食**

单一的主食例如白米饭、面食等，其血糖生成指数较高，摄入后引起的血糖波动也较大，不利于餐后血糖的控制。如果将主食、荤菜、蔬菜等几种食物混合食用，则能降低混合膳食的血糖指数，如馒头，属于高 GI 食物，单独吃易升高血糖，但搭配芹菜炒肉丝，整餐的 GI 值就下降了。混合膳食可以降低糖尿病患者血糖的波动。此外，混合膳食能增加食物的多样性，有助于蛋白质的互补。

专家说 食物种类如何搭配

1. 平均每天摄入 12 种以上的食物，每周 25 种以上的食物，烹调油和调味品除外。谷类、薯类、杂豆类食物平均每天 3 种以上，每周 5 种以上；蔬菜、菌藻和水果类食物平均每天 4 种以上，每周 10 种以上；鱼、蛋、禽肉、畜肉类食物平均每天 3 种以上，每周 5 种以上；奶、大豆、坚果类食物平均每天 2 种，每周 5 种以上。

2. 粗细混合，荤素搭配。精制大米与全谷物或杂豆类混合食用，并与荤菜和蔬菜搭配食用，如杂粮馒头加芹菜炒鸡蛋等。

（葛 声）

关键词 混合膳食　血糖指数　多样性

19. 为什么**糖尿病**饮食也要 **少油、少盐**饮食

少油、少盐有助于心血管健康。控制膳食中的油脂摄入，有助于糖尿病患者控制体重，降低心血管疾病的发病风险。

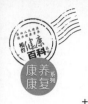

高脂肪饮食可能导致血脂异常，少油、少盐有助于血脂控制。高盐饮食会加重水钠潴留，可能导致部分患者血压升高，少油、少盐也有助于血压控制。最后，少油、少盐有助于血糖管理，重油、重盐饮食可能会刺激糖尿病患者的食欲，往往会进食更多的主食，给血糖控制带来更大的难度。

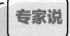

少油、少盐有助于防控糖尿病及其并发症

糖尿病患者患有心血管疾病的风险较高。减少摄入高脂肪食物有助于控制体重、控制血脂水平，可预防肥胖、降低心血管并发症的风险。

长期血糖控制不佳的患者可能会导致糖尿病肾病的发生。少油、少盐饮食有助于控制好血糖、血脂、血压，同时也有助于糖尿病肾病的防治。

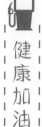

糖尿病患者每天烹饪用油和用盐是多少

1. 选择少油的方式烹调，如炒、蒸、煮、炖、拌等烹饪方式，建议每日食用油的摄入量控制在25~35 克。

2. 培养清淡口味，烹饪过程中不加盐，佐餐时蘸少许酱油或者调味盐食用，建议每日食用盐的摄入量控制在 5 克以内。

（葛 声）

20. 为什么**糖尿病**患者要**少吃加工肉制品**

加工肉制品往往含有较高的饱和脂肪酸和盐。高饱和脂肪酸摄入与心血管疾病及胰岛素抵抗有关，而高盐饮食可能导致高血压，这些都是糖尿病患者需要注意的健康问题。亚硝酸盐和硝酸盐经常用于加工保存肉类，它们可以通过与胃中或食品中的氨基化合物相互作用转化为亚硝胺。亚硝胺可损伤胰岛 β 细胞，血液中亚硝酸盐浓度与内皮功能障碍和胰岛素反应受损也相关，可增加糖尿病的发病风险。

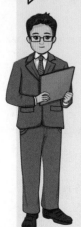

1. 什么是加工肉制品 加工肉制品如香肠、腊肠、火腿等，从零售店到烧烤摊，随处可见加工肉制品。然而这些加工肉制品通常含有较高的盐分、脂肪以及添加剂，长期的高脂肪饮食会导致体重增加，引起胰岛素抵抗，而高盐饮食则会加重血管负担，引起血压升高。因此糖尿病患者在日常生活中要减少食用加工肉制品。

2. 糖尿病患者该如何选择肉类 糖尿病患者选择肉类也要注意多样化，应以新鲜的肉类为主。红肉类包括猪、牛、羊等畜肉，白肉类包括鱼、虾、禽类等均要适量摄入。红肉、白肉均应摄入。以精瘦肉为主，减少肥肉的摄入，禽类可去皮食用。

加工肉制品　高脂　高盐

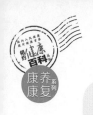

3. 加工肉制品可以食用吗？如何选择　虽然加工肉类存在一定的健康隐患，但是，只要注意减少摄入的频次和严格控制每次的摄入量，在特别想吃的时候，或者不方便烹饪新鲜肉类食材时，适当食用加工肉制品也是可以的。但是，要注意在摄入加工肉制品的时候，同时摄入一些新鲜的蔬菜和水果，增加膳食中的保护因素。

选择加工肉类制品时，尽量减少腌制和熏制肉制品，可以适当选用午餐肉类的方便食品。

（葛　声）

21. 为什么**糖尿病**患者可将
坚果作为零食

坚果含有丰富的蛋白质、健康脂肪和膳食纤维，但碳水化合物含量相对较低，属于低 GI 食物。坚果中含有丰富的单不饱和与多不饱和脂肪酸，利于降低糖尿病患者心血管疾病的风险。坚果含有多种营养素，如维生素 E、镁、锌和钙以及植物固醇、膳食纤维等。由于坚果富含蛋白质和健康脂肪，适量食用坚果可以提供长时间的饱腹感，有助于控制饥饿感和进食量。坚果有益，但不宜过量。

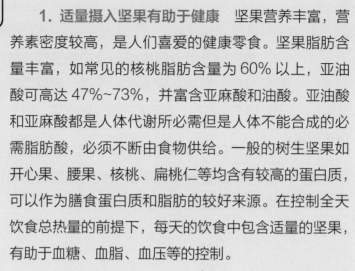

1. 适量摄入坚果有助于健康 坚果营养丰富，营养素密度较高，是人们喜爱的健康零食。坚果脂肪含量丰富，如常见的核桃脂肪含量为 60% 以上，亚油酸可高达 47%~73%，并富含亚麻酸和油酸。亚油酸和亚麻酸都是人体代谢所必需但是人体不能合成的必需脂肪酸，必须不断由食物供给。一般的树生坚果如开心果、腰果、核桃、扁桃仁等均含有较高的蛋白质，可以作为膳食蛋白质和脂肪的较好来源。在控制全天饮食总热量的前提下，每天的饮食中包含适量的坚果，有助于血糖、血脂、血压等的控制。

2. 坚果适宜摄入量是多少 《中国居民膳食指南（2022）》推荐健康成年人每周摄入坚果 50~70g，平均每天 10g 左右坚果，约 2~3 颗核桃/碧根果/夏威夷果，或 10 颗开心果/巴旦木/花生。但是，如果控制全天总能量，适当减少其他富含脂肪和蛋白质类食物的摄入，也可以适当增加坚果的摄入量。2015 年，Katherine A 在《代谢》（*Metabolism*）杂志上发表的一项关于在 2 型糖尿病患者中开展的随机对照干预研究的结果显示，与等能量对照组相比，每日膳食能量中 20% 由开心果提供，可以降低 2 型糖尿病患者、总胆固醇、甘油三酯水平以及反映 2~3 周平均血糖水平的果糖胺水平。每日饮食中加入扁桃仁，用以代替 20% 的膳食总能量，可降低糖尿病患者空腹血糖、总胆固醇及低密度脂蛋白胆固醇的水平。

坚果作为零食摄入时，应控制每日摄入量，过多的坚果摄入会导致总能量的增加，也会导致超重和肥胖的发生。同时要注意选择无油烘焙的坚果，避免摄入过量的脂肪与盐。

坚果有哪些种类

坚果可分为树坚果类和果实种子类。常见坚果主要有板栗、核桃、扁桃仁、杏仁、腰果、开心果、松子、榛子、花生、葵花籽、南瓜子等。

从营养价值来说，可以将坚果分为油脂类和淀粉类坚果。油脂类坚果包括核桃、花生、松子等；淀粉类坚果，如板栗、莲子等。

（葛 声）

22. 为什么**糖尿病**患者要适当**多吃豆制品**

大豆蛋白质含量高达 35%~40%，属于优质蛋白，其脂肪酸以不饱和脂肪酸为主。此外，大豆中还含有丰富的 B 族维生素、大豆异黄酮以及钙、铁等。大多数豆类和豆制品的 GI 相对较低，有助于维持血糖水平的稳定。豆类中含有丰富的植物化合物，对血糖控制有一定的影响。采用 35% 大豆、坚果等植物来源蛋白取代动物蛋白时，2 型糖尿病患者的糖化血红蛋白、空腹血糖及空腹胰岛素水平均有显著改善。

奶类及奶制品是膳食钙和优质蛋白的重要来源，我国居民膳食钙摄入量不足。蛋白质是奶中含量最丰富的营养素，与其他动物来源的蛋白质不同，牛奶及其制品可降低 2 型糖尿病的发病风险。酸奶经过发酵，营养成分更容易被人体消化吸收。选择酸奶时应选择不含蔗糖和蜂蜜的原味酸奶。

食用大豆类及豆制品会增加肾脏负担吗？适宜摄入量是多少

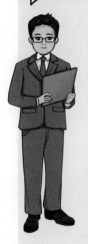

大豆包括黄豆、青豆、黑豆，由于大豆中的蛋白质是优质蛋白，含有人体所需的 8 种必需氨基酸，其比例接近人体所需，生物利用率较高。相较于动物蛋白，摄入大豆蛋白可降低胆固醇水平。豆制品如豆腐、豆浆、豆皮等在加工过程中会使很多嘌呤流失，因此豆制品属于低嘌呤食物，减轻了代谢负担。但大豆及豆制品的蛋白质含量仍较高，过多摄入仍会对肾脏造成负担，建议每日大豆的摄入量控制在 50 克左右，相当于 80 克豆腐丝，105 克素鸡，110 克豆腐干，145 克北豆腐，280 克南豆腐，350 克内酯豆腐，730 克豆浆。并且需要合理安排全天的饮食结构，控制好全天蛋白质的总摄入量。

（葛　声）

豆制品　优质蛋白　大豆异黄酮　奶制品

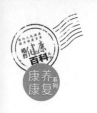

23. 为什么**肥胖**患者要控制总能量摄入，做到**合理膳食**

肥胖是一种慢性代谢性疾病，以体内脂肪过度蓄积和体重超常为特征，其病因有遗传因素、环境因素和社会因素等多种因素。但肥胖发生的根本原因是能量摄入大于能量消耗。膳食结构不合理也直接影响体内脂肪的蓄积，如脂肪比糖类更容易导致脂肪积聚，大量摄入非淀粉多糖、膳食纤维可以预防肥胖。因此，控制或减少总能量摄入，纠正不合理的膳食结构是关键，也是减重的首要措施和手段。如果同时进行身体活动，增加能量消耗，减重效果更好。

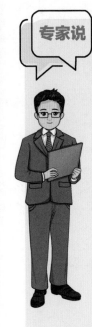

专家说

1. 如何控制总能量摄入 控制总能量摄入，可以在目前每天能量摄入的基础上减 500~1 000 千卡，或直接采用限能量平衡膳食，男性为 1 200~1 500 千卡/天，女性为 1 000~1 200 千卡/天。也可根据不同肥胖个体基础代谢或静息代谢需要的能量（在医院可以测定），控制每天能量摄入量。临床上还可根据公式[身高（厘米）-105]计算出标准体重（千克），再乘能量系数 15~35 千卡/千克（卧床 15 千卡/千克、低水平身体活动 20~25 千卡/千克、中水平身体活动 30 千卡/千克、高水平身体活动 35 千卡/千克），计算成人个体化的一日能量摄入量，如一个肥胖男性，身高 170 厘米，以坐位工作为主，很少活动和运动，该男

肥胖 能量摄入量 合理膳食

性每天能量摄入应控制在 1 300~1 625 千卡 [（170–105）千克 ×（20~25）千卡 / 千克 =1 300~1 625 千卡]。

2. 如何做到合理膳食 合理膳食应在控制总能量摄入的同时保障食物摄入多样化和平衡膳食。原则是三大宏量营养素的供能比分别为脂肪 20%~30%，蛋白质 20%~25%，碳水化合物 45%~60%。一日三餐合理分配饮食，推荐早、中、晚三餐的能量摄入分配比例为 30%、40%、30%。主食以全谷物为主，适当增加粗 / 杂粮，减少精白米面的摄入；足量摄入新鲜蔬果，每天不少于 500 克，蔬菜、水果种类应多样化，尽量减少高淀粉含量蔬菜和高糖水果的摄入；动物性食物应优先选择脂肪含量低的食材，如鸡蛋清、瘦肉、鸡胸肉、鱼虾等；奶类优先选择低脂奶或脱脂奶。

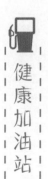

健康加油站

如何判断是否肥胖

目前常用的指标是 BMI，不同国家和地区判断标准不同。我国成年人正常 BMI 为 18.5~23.9kg/m²，24~27.9kg/m² 为超重，≥ 28kg/m² 为肥胖。对于 65 岁以上的老年人，正常 BMI 为 20~26.9kg/m²。

腰围也是判断肥胖（尤其是中心性肥胖）的指标，男性腰围 >90 厘米，女性 >85 厘米，说明体内脂肪超标。

（常翠青）

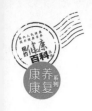

24. 为什么**肥胖**患者要**少吃** "**三高**" 食品，不饮酒

关键词

能量密度

"三高" 食品 酒

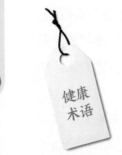

健康术语

食物能量密度：
指 100 克食物所含能量值（千卡 /100 克或千焦 /100 克）。

"三高" 食品是指高能量、高脂肪和高糖食品，是能量密度高的食品，很容易使总能量摄入量增加，甚至超标，是导致肥胖的重要因素。乙醇（俗称酒精）是空能量食物，除提供能量外不提供任何营养素。每克酒精可提供能量 7.1 千卡，远高于同质量的碳水化合物和蛋白质提供的能量值（4 千卡 / 克）。减少高能量密度食物和酒精摄入有助于控制总能量摄入，利于减肥。

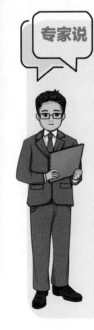

专家说

1. 认识高能量密度食物 高能量密度食物通常指可提供 400 千卡 /100 克以上能量的食物，如油炸食品、灌肠类食品、含糖烘焙糕点 / 小吃、糖果、肥肉等，而全谷物、蔬菜和水果一般为低能量密度食物。对于包装类食品，可以通过食品营养标签判断是否是高能量密度食物。

2. 如何做到少吃"三高"食品 饮食要清淡，严格控制动物脂肪和植物油、盐、添加糖的摄入量。首先，应减少烹饪过程中烹调油、盐、糖的用量，少用油煎炸食物，多选用蒸、煮、熘及水滑等烹饪方式，减少高脂肪食物用量。其次，采购时主动阅读食品的营养标签，选择脂肪、钠、碳水化合物和糖含量低的食物，尽量不选或少选油炸食品、膨化食品、加工肉制品、含糖烘焙糕点/小吃、蜜饯、糖果、冰激凌及含糖饮料等。

3. 如何做到不饮酒 对于有饮酒习惯的肥胖者，要戒酒。尽量不外出吃饭应酬。如果有应酬，可以茶代酒，以水代酒。对于酗酒、酒精依赖者，应尽量减少饮酒次数和饮酒量，逐渐戒酒，最好用意志一次性戒酒。

（常翠青）

25. 为什么**肥胖**患者要**规律进餐**，养成良好的**饮食行为**

科学选择，进餐规律，定时定量，养成良好饮食行为是维持健康体重的基础。在控制总能量摄入的基础上保持一日三餐的时间相对固定，定时、定量、规律进餐，可避免因过度饥饿引起的饱食中枢反应迟缓而导致的进食过量和暴饮、暴食，有效控制能量摄入过量。

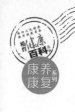

关键词

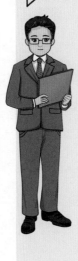

规律进餐 饮食行为

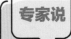

1. 如何做到规律进餐 一日三餐，定时、定量，重视早餐，不漏餐。建议早餐时间 7：00—9：00，午餐时间 11：00—13：00，晚餐时间 17：00—19：00。每餐 7~8 分饱，不要等饿了才吃饭，晚餐勿过晚，晚餐后不宜再进食任何食物，但可以饮水。如饮水后仍饥饿难忍或有低血糖风险者，可以适当选择吃一些低能量高膳食纤维食物，如可以生吃的蔬菜、水果。

2. 如何培养良好的饮食行为 不暴饮暴食，不随意吃零食，不喝甜饮料（包括含糖饮料和不含糖的甜味饮料），避免夜宵。进餐宜细嚼慢咽。摄入同样的食物，细嚼慢咽利于减少总食量。减缓进餐速度还可以增加饱腹感，降低饥饿感，有助于减少高能量食物的进食量。不论在家或在外就餐，学会根据个人的生理条件和身体活动量安排饮食，力求做到饮食有节制、合理搭配、定量进餐，按每日餐次和能量分配计划安排全天膳食。

（常翠青）

26. 为什么**肥胖**患者在**合理膳食**的同时应加强身体**活动 / 运动**，**睡眠要**充足，作息要规律

身体活动不足以及久坐的静态生活方式是肥胖发生的主要原因。身体活动通过增加能量消耗，调节机体脂肪、蛋白质和碳水化合物代谢，养成不易发胖的体质等途径可以有效减重，改善身体成分构成，并防止反弹。

经常熬夜、睡眠不足、作息不规律可引起内分泌紊乱、脂肪代谢异常，增加肥胖风险，导致"过劳肥"。

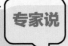
专家说

1. 如何运动才能减重 超重和肥胖者减重的运动原则是以中等强度有氧运动为主、抗阻运动为辅。每周进行 150~300 分钟中等强度的有氧运动，每周 5~7 天，至少隔天运动 1 次；抗阻运动每周 2~3 天，隔天 1 次，每次 10~20 分钟。每周通过运动要消耗 2 000 千卡或以上的能量。

2. 如何运动 很多肥胖者不爱动、不想动，或者动不起来。其实，减重过程是重塑良好生活方式的

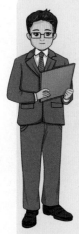

过程。

首先要培养兴趣，把运动变为习惯。应当认识到运动是减重、改善健康的机会，而不是浪费时间。通过增加日常身体活动、有计划地安排运动，循序渐进，逐渐增加运动量，达到每周的建议量。

运动减重贵在坚持，选择和培养自己喜欢的运动方式，持之以恒，把每天运动融入日常生活。尽可能减少静坐和被动视屏时间，控制在每天 2~4 小时。对于长期静坐或伏案工作者，每小时要站起活动 3~5 分钟。

3. 睡眠也能减肥 经常在晚上 11 点以后睡觉的人，血脂升高、肥胖发生风险显著高于 11 点前睡觉的人。超重和肥胖者应按昼夜生物节律，保证每日 7 小时左右的睡眠时间，建议在夜里 11 点之前睡觉，尤其是因经常熬夜引起的"过劳肥"，良好的睡眠可以助力减肥。

（常翠青）

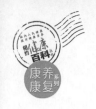

人物关系介绍

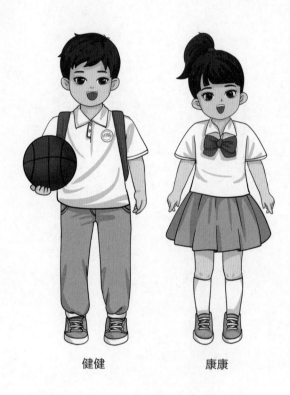

健健　　　　康康

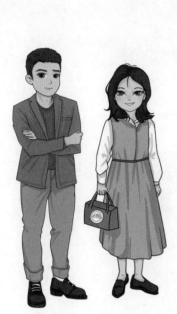

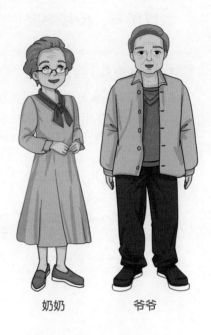

奶奶　　　　　爷爷

爸爸　　　　妈妈

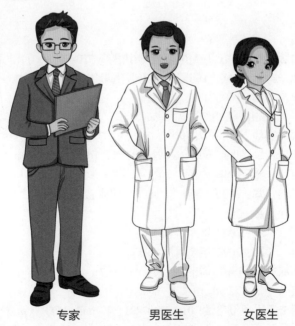

专家　　　　男医生　　　　女医生

图书在版编目（CIP）数据

心血管疾病康复怎么办 / 刘遂心，吴永健主编 .
北京 ：人民卫生出版社，2024. 8. --（相约健康百科
丛书）. -- ISBN 978-7-117-36697-7

I. R540. 9-49

中国国家版本馆 CIP 数据核字第 2024DP6969 号

人卫智网	www.ipmph.com	医学教育、学术、考试、健康，购书智慧智能综合服务平台
人卫官网	www.pmph.com	人卫官方资讯发布平台

相约健康百科丛书

心血管疾病康复怎么办

Xiangyue Jiankang Baike Congshu
Xinxueguan Jibing Kangfu Zenmeban

主　　编：刘遂心　吴永健
出版发行：人民卫生出版社（中继线 010-59780011）
地　　址：北京市朝阳区潘家园南里 19 号
邮　　编：100021
E - mail：pmph @ pmph.com
购书热线：010-59787592　010-59787584　010-65264830
印　　刷：北京盛通印刷股份有限公司
经　　销：新华书店
开　　本：710 × 1000　1/16　印张：22
字　　数：285 千字
版　　次：2024 年 8 月第 1 版
印　　次：2024 年 8 月第 1 次印刷
标准书号：ISBN 978-7-117-36697-7
定　　价：72.00 元

打击盗版举报电话：010-59787491　E-mail：WQ @ pmph.com
质量问题联系电话：010-59787234　E-mail：zhiliang @ pmph.com
数字融合服务电话：4001118166　E-mail：zengzhi @ pmph.com

52检